全国中等卫生职业教育规划教材
供护理、助产及其他医学相关专业使用

心理与精神护理

（修订版）

主　编　杨明荣
副主编　徐梅林　田禾丰　汪　冰
编　者　（以姓氏笔画为序）
　　　　石　猛　江苏省宿迁卫生中等专业学校
　　　　田禾丰　安徽省淮南卫生学校
　　　　李　菁　营口市卫生学校
　　　　杨明荣　吉林职工医科大学
　　　　汪　冰　吉林卫生学校
　　　　陈曙光　安徽省淮南卫生学校
　　　　罗新红　郑州市卫生学校
　　　　哈力旦·玉素甫　新疆吐鲁番职业技术学院
　　　　徐梅林　威海市卫生学校
　　　　高　珩　西安市卫生学校

科学出版社
北　京

内 容 简 介

本书共分为 14 章，包括绪论、心理过程与人格、心理应激与心理危机、心理评估与心理治疗、心理护理与心身疾病、神经症与人格障碍患者的心理护理、精神障碍的常见症状与诊断、精神科护理基本技能、精神障碍的治疗与护理、器质性精神障碍患者的护理、精神活性物质所致精神障碍患者的护理、精神分裂症患者的护理、心境障碍患者的护理及精神障碍患者的社区与家庭护理。书后附有 8 个常用心理测验量表（问卷）。共 42 学时，其中理论 34 学时，实践 8 学时。增加数字化辅助教学资料，含有各章节知识点、考点标注及相关练习题、作业题或考试题，编写内容与执业医师考试的细目、病种、要点相契合。

本书供全国中等卫生职业院校护理、助产及其他医学相关专业使用。

图书在版编目（CIP）数据

心理与精神护理／杨明荣主编．—修订本．—北京：科学出版社，2016
全国中等卫生职业教育规划教材
ISBN 978-7-03-048672-1

Ⅰ．心… Ⅱ．杨… Ⅲ．精神障碍-护理学-中等专业学校 Ⅳ．R47374

中国版本图书馆 CIP 数据核字（2016）第 127404 号

责任编辑：徐卓立／杨小玲／责任校对：何艳萍
责任印制：徐晓晨／封面设计：黄华斌

版权所有，违者必究。未经本社许可，数字图书馆不得使用

科 学 出 版 社 出版
北京东黄城根北街 16 号
邮政编码：100717
http://www.sciencep.com

北京虎彩文化传播有限公司 印刷
科学出版社发行 各地新华书店经销

*

2016 年 6 月第 一 版 　开本：787×1092　1/16
2021 年 8 月第二次印刷 　印张：12 1/4
字数：289 000
定价：26.00 元
（如有印装质量问题，我社负责调换）

全国中等卫生职业教育规划教材编审委员会
（修订版）

主 任 委 员	于晓谟	毕重国	张　展		
副主任委员	封银曼	林　峰	王莉杰	代加平	邓　琪
	秦秀海	张继新	张　蕴	姚　磊	
委　　　员	（以姓氏笔画为序）				
	丁来玲	王　萌	王　静	王　燕	王月秋
	王建春	王春先	王晓宏	王海燕	田廷科
	生加云	刘东升	刘冬梅	刘岩峰	安毅莉
	孙晓丹	李云芝	杨明荣	杨建芬	吴　苇
	汪　冰	宋建荣	张石在	张生玉	张伟建
	张荆辉	张彩霞	陈德荣	周洪波	周溢彪
	赵　宏	柳海滨	饶洪洋	宫国仁	姚　慧
	耿　杰	高云山	高怀军	黄力毅	符秀华
	董燕斐	韩新荣	曾建平	靳　平	潘　洁
编辑办公室	杨小玲	郝文娜	徐卓立	康丽涛	杨卫华
	车宜平				

全国中等卫生职业教育规划教材
教 材 目 录
（修订版）

1	解剖学基础	于晓谟	袁耀华	主编
2	生理学基础	柳海滨	林艳华	主编
3	病理学基础	周溢彪	刘起颖	主编
4	生物化学概论		高怀军	主编
5	病原生物与免疫学基础	饶洪洋	张晓红	主编
6	药物学基础	符秀华	付红焱	主编
7	医用化学基础	张彩霞	张 勇	主编
8	就业与创业指导	丁来玲	万东海	主编
9	职业生涯规划		宋建荣	主编
10	卫生法律法规		李云芝	主编
11	信息技术应用基础	张伟建	程正兴	主编
12	护理伦理学		王晓宏	主编
13	青少年心理健康		高云山	主编
14	营养与膳食指导	靳 平	冯 峰	主编
15	护理礼仪与人际沟通	王 燕	丁宏伟	主编
16	护理学基础	王 静	冉国英	主编
17	健康评估	张 展	袁亚红	主编
18	内科护理	董燕斐	张晓萍	主编
19	外科护理	王 萌	张继新	主编
20	妇产科护理	王春先	刘胜霞	主编
21	儿科护理	黄力毅	李砚池	主编
22	康复护理	封银曼	高 丽	主编
23	五官科护理		陈德荣	主编
24	老年护理		生加云	主编
25	中医护理	韩新荣	朱文慧	主编
26	社区护理		吴 苇	主编
27	心理与精神护理		杨明荣	主编
28	急救护理技术		杨建芬	主编
29	护理专业技术实训		曾建平	主编
30	产科护理	潘 洁	李民华	主编
31	妇科护理	王月秋	吴晓琴	主编
32	母婴保健	王海燕	王莉杰	主编
33	遗传与优生学基础	田廷科	赵文忠	主编

全国中等卫生职业教育规划教材
修 订 说 明

《全国中等卫生职业教育规划教材(护理、助产专业)》在编委会的组织下,在全国各个卫生职业院校的支持下,从2009年发行至今,已经走过了8个不平凡的春秋。在8年的教学实践中,教材作为传播知识的有效载体,遵照其实用性、针对性和先进性的创新编写宗旨,落实了《国务院关于大力发展职业教育的决定》精神,贯彻了《护士条例》,受到了卫生职业院校及学生的赞誉和厚爱,实现了编写精品教材的目的。

这次修订再版是在前两版的基础上进行的。编委会全面审视前两版教材后,讨论制定了一系列相关的修订方针。

1. 修订的指导思想　实践卫生职业教育改革与创新,突出职业教育特点,紧贴护理、助产专业,有利于执业资格获取和就业市场。在教学方法上,提倡自主和网络互动学习,引导和鼓励学生亲身经历和体验。

2. 修订的基本思路　首先,调整知识体系与教学内容,使基础课更侧重于对专业课知识点的支持、利于知识扩展和学生继续学习的需要,专业课则紧贴护理、助产专业的岗位需求、职业考试的导向;其次,纠正前两版教材在教学实践中发现的问题;最后,调整教学内容的呈现方式,根据年龄特点、接受知识的能力和学习兴趣,注意纸质、电子、网络的结合,文字、图像、动画和视频的结合。

3. 修订的基本原则　继续保持前两版教材内容的稳定性和知识结构的连续性,同时对部分内容进行修订和补充,避免教材之间出现重复及知识的棚架现象。修订重点放在四个方面:①根据近几年新颁布的卫生法规和卫生事业发展规划及人民健康标准,补充学科的新知识、新理论等内容;②根据卫生技术应用型人才今后的发展方向,人才市场需求标准,结合执业考试大纲要求增补针对性、实用性内容;③根据近几年的使用中读者的建议,修正、完善学科内容,保持其先进性;④根据学生的年龄和认知能力及态度,进一步创新编写形式和内容呈现方式,以更有效地服务于教学。

现在,经过全体编者的努力,新版教材正式出版了。教材共涉及33门课程,可供护理、助产及其他相关医学类专业的教学和执业考试选用,从2016年秋季开始向全国卫生职业院校供应。修订的教材面目一新,具有以下创新特色。

1. 编写形式创新　在保留"重点提示,适时点拨"的同时,增加了对重要知识点/考点的强化和提醒。对内容中所有重要的知识点/考点均做了统一提取,标列在相关数字化辅助教材中以引起学生重视,帮助学生拓展、加固所学的课程知识。原有的"讨论与思考"栏目也根据历年护士执业考试知识点的出现频度和教学要求做了重新设计,写出了许多思考性强的问题,以促进学生理论联系实际和提高独立思考的能力。

2. 内容呈现方式创新　为方便学生自学和网络交互学习,也为今后方便开展慕课、微课等学习,除了纸质教材外,本版教材创新性提供了手机版APP数字化辅助教材和网络教学资源。其中网络教学资源是通过网站形式提供教学大纲和学时分配以及讲课所需的PPT课件(包含图表、影像等),手机版数字化教辅则通过扫描二维码下载APP,帮助学生复习各章节的知识点/考点,并收集了大量针对性强的各类练习题(每章不低于10题,每考点1~5题,选择题占60%以上,专业考试科目中的案例题不低于30%,并有一定数量的综合题),还有根据历年护士执业考试调研后组成的模拟试卷等,极大地提高了教材内涵,丰富了学习实践活动。

我们希望通过本次修订使新版教材更上一层楼,不仅继承发扬该套教材的针对性、实用性和先进性,而且确保其能够真正成为医学教材中的精品,为卫生职教的教学改革和人才培养做出应有的贡献。

本套教材第1版和第2版由军队的医学专业出版社出版。为了配合当前实际情况,使教材不间断地向各地方院校供应,根据编委会的要求,修订版由科学出版社出版,以便为各相关地方院校做好持续的出版服务。

感谢本系列教材修订中全国各卫生职业院校的大力支持和付出,希望各院校在使用过程中继续总结经验,使教材不断得到完善和提高,打造真正的精品,更好地服务于学生。

编委会
2016年6月

修订版前言

本书在《心理与精神护理》第2版基础上修订,护理及相关专业的一门核心专业课程。修订是根据近几年新颁布的卫生法规与行业标准及医学科学与信息技术的发展状况,围绕卫生事业努力为人民健康服务的宗旨展开。教材中除了补充、修正、完善学科的新理论、新知识等内容外,还遵循卫生技术应用型人才今后的发展方向和需求标准,结合护士执业考试大纲突出增强了教材的实用性,并以自身教学实践为依据,重新审定了教学时数与编写字数,使教材更有效地服务于教学。

修订在第2版《心理与精神护理》的基础上有序进行。我们以最新教学大纲为主线,组织优质编写团队,结合院校改革成果,结合学生的年龄和认知能力及态度,确定出编写形式和内容的呈现方式,利用出版社在护士执业考试方面积累的资源品牌优势,努力打造"老师满意、学生欢迎、宜教宜学"的精品教材。

全书共分为14章,包括绪论、心理过程与人格、心理应激与心理危机、心理评估与心理治疗、心理护理与心身疾病、神经症与人格障碍患者的心理护理、精神障碍的常见症状与诊断、精神科护理基本技能、精神障碍的治疗与护理、器质性精神障碍患者的护理、精神活性物质所致精神障碍患者的护理、精神分裂症患者的护理、心境障碍患者的护理及精神障碍患者的社区与家庭护理。书后附有8个常用心理测验量表(问卷)。

教材努力保持第前两版基本内容的稳定性,同时做出合理必要的调整与充实,慎重选择增加的新内容,确保知识的科学性和连续性。框架结构上积极与执业考试的内容和方式接轨,突出重要知识点的消化,保证修订的质量和水平。

本教材与前版教材相比,特点如下:

1.章节前仍列"学习要点",明确点出要讲授的主要内容。

2.文中设立"重点提示",对特别强调的要点、难点问题进行适时点拨。

3.章节末设"讨论与思考",由老师根据历年护士执业考试知识点的出现频度或教学要求写出启发性问题,促进学生深入思考讨论,消化重点知识。

4.增加了网络资料,含有教学用PPT课件(>10张/学时,包括图表、影像等),为教师授课提供方便和参考,激发学生学习兴趣。

5.增加了手机版APP数字教辅,包括内容有各章节知识点、考点标注及相关练习题、作业题或考试题。编写内容仔细与执业医师考试的细目、病种、要点做了契合。

以下教学时间分配表供有关院校参考。

教学时间分配表

序号	教学内容	理论	实践	合计
1	绪论	2		2
2	心理过程与人格	6	1	7
3	心理应激与心理危机	2		2
4	心理评估与心理治疗	3	1	4
5	心理护理与心身疾病	3	1	4
6	神经症与人格障碍患者的心理护理	2		2
7	精神障碍的常见症状与诊断	3	1	4
8	精神科护理基本技能	4	1	5
9	精神障碍的治疗与护理	2	1	3
10	器质性精神障碍患者的护理	1		1
11	精神活性物质所致精神障碍患者的护理	1		1
12	精神分裂症患者的护理	2	1	3
13	心境障碍患者的护理	2	1	3
14	精神障碍患者的社区与家庭护理	1		1
	总计	34	8	42

本书在编写过程中，有关专家、学者和编写人员参阅了大量书刊、文献资料，付出了非常辛勤的劳动，所在单位学校对此次编写给予了大力的支持，在此我们谨向他们表示真挚的敬意和由衷的感谢。

由于编者水平有限，对于本书中的缺点和不足之处，敬请各位专家、读者批评指正。

编　者

2016 年 6 月

目 录

第1章 绪论 …… 1
  第一节 心理与精神护理概述 …… 1
    一、心理与精神护理概念 …… 1
    二、心理与精神护理工作对护士的要求 …… 2
  第二节 心理健康与精神障碍 …… 2
    一、心理与精神的健康 …… 2
    二、心理问题与精神障碍 …… 3
  第三节 心理发展与心理健康状态的失衡 …… 4
    一、心理发展概述 …… 4
    二、心理健康状态的失衡 …… 5
    三、维护心理健康的原则和途径 …… 6

第2章 心理过程与人格 …… 8
  第一节 心理现象与实质 …… 8
    一、心理现象 …… 8
    二、心理的实质 …… 9
  第二节 心理过程 …… 9
    一、认知过程 …… 9
    二、情绪、情感过程 …… 16
    三、意志过程 …… 17
  第三节 人格 …… 18
    一、人格概述 …… 18
    二、人格心理倾向 …… 19
    三、人格心理特征 …… 21
    四、自我意识 …… 24

第3章 心理应激与心理危机 …… 26
  第一节 心理应激 …… 26
    一、心理应激的概念 …… 26
    二、心理应激的过程 …… 27
    三、心理应激的应对 …… 29
  第二节 护理工作中的应激问题 …… 30
    一、护理工作中常见的应激源 …… 30
    二、应激对护士心身健康的影响 …… 31
    三、护理工作中应激的处理 …… 31
  第三节 心理危机的干预 …… 32
    一、心理危机干预的概念 …… 32
    二、心理危机的常见原因 …… 32
    三、心理危机的分类 …… 33
    四、心理危机的干预 …… 33

第4章 心理评估与心理治疗 …… 35
  第一节 心理评估 …… 35
    一、心理评估概述 …… 35
    二、心理评估的条件 …… 36
    三、心理测验 …… 37
  第二节 心理咨询 …… 40
    一、心理咨询概述 …… 40
    二、心理咨询的技术 …… 41
    三、心理咨询的程序 …… 43
  第三节 心理治疗 …… 43
    一、心理治疗概述 …… 43
    二、心理治疗的程序 …… 44
    三、常用的心理治疗方法 …… 45

第5章 心理护理与心身疾病 …… 48
  第一节 心理护理概述 …… 48
    一、心理护理的概念及特点 …… 48
    二、心理护理的目标和原则 …… 49
    三、心理护理的程序和方法 …… 50
    四、常见情绪、行为的心理护理 …… 51
  第二节 躯体疾病患者的心理护理 …… 53
    一、临床常见病症的心理护理 …… 53

二、不同年龄阶段患者的心理
　　　　护理……………………………… 56
　第三节　心身疾病患者的心理护理
　　　　　…………………………………… 58
　　一、心身疾病概述……………………… 58
　　二、心身疾病的心理护理原则………… 59
　　三、心身疾病的心理护理……………… 60

第6章　神经症与人格障碍患者的心理
　　　　护理 …………………………… 63
　第一节　神经症和癔症患者的心理
　　　　　护理…………………………… 63
　　一、临床表现…………………………… 63
　　二、治疗原则…………………………… 67
　　三、心理护理…………………………… 67
　第二节　人格障碍患者的心理护理
　　　　　…………………………………… 68
　　一、临床表现…………………………… 68
　　二、治疗原则…………………………… 70
　　三、心理护理…………………………… 70

第7章　精神障碍的常见症状与诊断
　　　　　…………………………………… 72
　第一节　精神障碍的症状 ……………… 72
　　一、认知障碍…………………………… 72
　　二、情感障碍…………………………… 77
　　三、意志与行为障碍…………………… 79
　　四、意识障碍…………………………… 80
　第二节　精神障碍的病因与诊断 ……… 81
　　一、精神障碍的病因…………………… 81
　　二、精神障碍的分类与诊断…………… 82

第8章　精神科护理基本技能 ………… 85
　第一节　精神科基础护理 ……………… 85
　　一、护理的基本内容…………………… 85
　　二、护理的基本技能…………………… 87
　　三、常规护理与分级护理……………… 88
　第二节　精神科整体护理 ……………… 91
　　一、护理评估…………………………… 91
　　二、护理诊断…………………………… 92
　　三、护理目标…………………………… 94
　　四、护理措施…………………………… 94

　　五、护理评价…………………………… 95
　第三节　精神科危机干预技术 ………… 95
　　一、自杀行为的防范与护理…………… 95
　　二、暴力行为的防范与护理…………… 98
　　三、出走行为的防范及护理…………… 99
　　四、噎食异物的防范与护理…………… 100
　　五、吞食异物的防范与护理…………… 101

第9章　精神障碍的治疗与护理……… 103
　第一节　精神障碍的药物治疗与
　　　　　护理…………………………… 103
　　一、常用抗精神障碍药物…………… 103
　　二、药物治疗过程中的护理程序 … 106
　第二节　电休克治疗与护理…………… 107
　　一、电休克治疗概述 ………………… 107
　　二、电休克治疗的护理……………… 108
　第三节　工娱治疗与护理……………… 109
　　一、工娱治疗的组织………………… 109
　　二、工娱治疗的方法………………… 109
　　三、工娱治疗的护理………………… 109
　第四节　康复治疗与护理……………… 110
　　一、康复治疗的方法………………… 110
　　二、康复治疗的护理………………… 111
　第五节　心理治疗与护理……………… 111
　　一、心理治疗过程 …………………… 111
　　二、心理治疗护理…………………… 111

第10章　器质性精神障碍患者的护理
　　　　　…………………………………… 113
　第一节　器质性精神障碍的常见
　　　　　综合征………………………… 113
　　一、谵妄综合征……………………… 113
　　二、遗忘综合征……………………… 113
　　三、痴呆综合征……………………… 114
　第二节　脑器质性精神障碍的临床
　　　　　特点…………………………… 114
　　一、阿尔茨海默病…………………… 114
　　二、血管性痴呆……………………… 115
　第三节　护理程序的应用……………… 115
　　一、护理评估与护理诊断…………… 115
　　二、护理目标与护理措施 ………… 116

三、护理评价 …………………… 116
第11章 精神活性物质所致精神障碍
　　　　患者的护理 …………………… 118
　第一节 临床特点 ………………… 119
　　一、临床表现 …………………… 119
　　二、治疗原则 …………………… 120
　第二节 护理程序的应用 ………… 121
　　一、护理评估与诊断 …………… 121
　　二、护理目标与护理措施 ……… 122
　　三、护理评价 …………………… 122
第12章 精神分裂症患者的护理 …… 124
　第一节 临床特点 ………………… 124
　　一、临床表现 …………………… 124
　　二、临床类型 …………………… 127
　　三、治疗与预后 ………………… 128
　第二节 护理程序的应用 ………… 129
　　一、护理评估与护理诊断 ……… 129
　　二、护理目标与护理措施 ……… 130
　　三、护理评价 …………………… 132
第13章 心境障碍患者的护理 ……… 134
　第一节 概述 ……………………… 134
　　一、概念 ………………………… 134
　　二、临床表现 …………………… 134
　　三、治疗原则 …………………… 136
　第二节 护理程序的应用 ………… 138
　　一、躁狂患者的护理 …………… 138
　　二、抑郁患者的护理 …………… 139
第14章 精神障碍患者的社区与家庭
　　　　护理 …………………………… 143
　第一节 社区精神卫生服务 ……… 143
　　一、社区精神卫生服务概况 …… 143
　　二、社区精神卫生服务的工作
　　　　范围和任务 ………………… 144
　　三、社区精神卫生服务的要求 … 145
　第二节 精神障碍患者的社区康复
　　　　护理 ………………………… 146
　　一、精神障碍患者的社区康复 … 146
　　二、精神障碍患者的社区康复
　　　　护理 ………………………… 147
　第三节 精神障碍患者的家庭护理
　　　　 ……………………………… 149
　　一、家庭治疗及护理的原则 …… 149
　　二、家庭护理措施 ……………… 150
实验指导 ……………………………… 154
　实验一 气质类型问卷调查分析
　　　　 ……………………………… 154
　实验二 SCL-90、SDS、SAS量表
　　　　测验 ………………………… 155
　实验三 "放松疗法"练习 ……… 156
　实验四 心理护理诊断训练 ……… 158
　实验五 精神障碍案例分析 ……… 159
　实验六 制定危机干预的护理
　　　　程序 ………………………… 160
　实验七 护理评估练习 …………… 161
　实验八 护理诊断练习 …………… 162
　实验九 制定护理程序 …………… 163
　实验十 制定家庭护理计划 ……… 164
附录A 气质问卷调查表 …………… 166
附录B 艾森克人格问卷（EPQ）…… 168
附录C 90项症状自评量表（SCL-90）
　　　 ………………………………… 171
附录D 抑郁自评量表（SDS）……… 174
附录E 焦虑自评量表（SAS）……… 175
附录F A型行为类型问卷 ………… 176
附录G 护士用住院患者观察量表
　　　（NOSIE）…………………… 178
附录H 生活事件量表（LES）……… 179
《心理与精神护理》数字化辅助教学
　资料 ………………………………… 181
参考文献 ……………………………… 183

第1章

绪　论

> **学习要点**
> 1. 心理与精神护理的概念
> 2. 心理健康的概念及标准
> 3. 心理问题与精神障碍的区分
> 4. 心理健康状态失衡的机制
> 5. 维护心理健康的原则和途径

　　现代健康已大大超出了疾病的范围,与生物、心理和社会的关系密切。以整体的观点来认识人与健康、疾病的关系,已得到医学界的广泛关注。心理与精神护理作为现代护理的重要组成部分,也日益受到护理业内人士的重视。

> **重点提示**
>
> 　　健康既是人的一项基本需求和权利,也是社会进步的一个重要标志和潜在的动力。1990年世界卫生组织修订了健康定义,把健康确定为"身体健康、心理健康、社会适应健康和道德健康"。

第一节　心理与精神护理概述

一、心理与精神护理概念

　　心理与精神护理是研究各种患者的心理、行为变化规律,探寻解决患者心理、行为问题的护理技术,是研究如何为患者创设安全的、愉快的、人性化的治疗环境,从而实施积极、有效的护理措施,促进患者的心身早日康复的科学。

　　1. 研究各类患者的心理行为特点及变化规律,并运用心理学的理论和方法解决患者的心理问题,调控患者的不良情绪。

　　2. 研究与精神障碍患者的沟通技巧,与患者保持良好的护患关系,开展心理护理,并完善对各种躯体疾病患者的具体护理方法,在整体护理中与其他护理方法有机结合,相得益彰。

3. 研究精神障碍患者内心的病态体验和正常的心理需要,给予全面、准确的护理评估和护理诊断,制订合理的护理目标,实施有效的护理措施,进行及时的护理评价,更好地发挥整体护理在精神障碍患者护理中的作用。

4. 研究在社区进行患者、亚健康和健康人群及家庭的健康咨询服务和开展对精神障碍患者的家庭康复护理工作,使患者在疾病好转后能及时回归家庭和社会。

二、心理与精神护理工作对护士的要求

1. 护士要掌握心理学、精神病学的理论和技术,建立系统化整体护理的理念,并把它运用于临床护理的全过程之中。

2. 护士要研究躯体疾病患者和精神障碍患者的心理、行为变化规律,寻求解决患者心理、行为问题的护理技术,及时发现和干预出现的问题。

3. 护士在护理工作中,要与患者建立平等、合作的新型护患关系。以积极的态度影响患者的心理活动,帮助患者获得最适宜的心身状态,解决在治疗中的心理、行为问题。

4. 护士要为患者创设安全的、愉快的、人性化的治疗环境,对患者实施积极的、有效的护理,保证各种治疗措施顺利进行,促使各类患者早日康复。

第二节 心理健康与精神障碍

一、心理与精神的健康

(一) 心理健康的概念

心理健康是指人的心理,即知、情、意活动的内在关系协调,心理的内容与客观世界保持统一,并据此促使人体内、外环境平衡和促使个体与社会环境相适应的状态,并由此不断地发展健全的人格,提高生活质量,保持旺盛的精力和愉快的情绪。

(二) 心理健康的标准

1. 心理健康水平的评估 心理健康是一个相对的概念。心理健康和不健康之间没有一个绝对的界限,都属于正常心理范围,只是心理健康水平的高低不同。

(1) 心理活动强度:是指对于精神刺激的抵抗能力。在遭受精神打击时,不同的人对同一精神刺激的反应各不相同。这说明人们对于精神刺激的抵抗力不同。

(2) 心理活动耐受力:长期经受精神刺激的能力称为心理活动的耐受力。耐受力差的人,在长期精神刺激下会痛苦不堪,出现心理异常,人格改变,精神不振,甚至产生严重躯体疾病;耐受力强的人虽然也同样被这些不良刺激缠绕,也体验到某种程度的痛苦,但不会在精神上出现严重问题。

(3) 周期节律性:人的心理活动在形式和效率上都有着自己内在的节律性。如果一个人的心理活动的固有节律发生变化并经常处于紊乱状态,就可以认为他的心理健康水平下降了。

(4) 意识水平:意识水平的高低,往往以注意力品质的好坏为客观指标。一个人不能专注于某种工作或思考问题,思想经常走神或注意力不能集中,而影响到意识活动的有效水平,这时就要警惕他的心理健康出问题了。

(5)暗示性:易受暗示的人往往容易受周围环境影响,引起情绪的波动和思维的动摇,有时表现为意志力薄弱。他们的情绪和思维很容易随环境变化,给精神活动带来不太稳定的特点。

(6)康复能力:从创伤刺激的状态恢复到原来心理状态的能力称为心理康复能力。

(7)心理自控力:情绪强度、情感表达、思维方向和思维过程都是在自我控制下实现的。对情绪、思维和行动的自控程度与人的心理健康水平密切相关。

(8)自信心:当人们面对生活事件和工作任务时,要评估自己的应付能力。自我评估有两种倾向,即估计过高或估计过低。对自信评估的偏差所导致的后果都是消极的。

(9)社会交往:人类的精神活动得以产生和维持,其重要的活动是充分的社会交往。社会交往被剥夺,可能会导致精神崩溃,出现各种异常心理。

(10)环境适应能力:环境条件是不断变化的,这就要求人们采取主动性或被动性的措施,使自身与环境达到新的平衡,这一过程就称环境适应。

2. 心理健康的标准

(1)正常的智力水平:指人的观察力、注意力、记忆力、思维力、想象力和实践活动能力水平,智力正常是心理健康的基本条件。

(2)健康的情绪特征:心理健康的个体能经常保持乐观、自信的心境,热爱生活,积极向上;同时,善于调节和控制自己的情绪,使自己的情绪保持相对稳定。情绪健康是健康的重要指标。

(3)健全的意志:意志健全的标准是行动具有自觉性、果断性、坚持性和自制力。心理健康的人总是有目地进行各项活动;在遇到问题时能经过考虑而采取果断决定;善于克制自己的激情。

(4)完善的人格:人格结构的各要素完整统一。有正确的自我意识和积极进取的信念、人生观作为人格的核心,并以此为中心统一自己的需要、目标和行为。不同年龄阶段的人各有其心理行为特征,心理健康者的心理年龄与多数同龄人保持一致,其心理行为也与其所扮演的社会角色相符。

(5)和谐的人际关系:心理健康的人,能以尊重、信任、友爱、宽容的积极态度与人相处,既有广泛而稳定的人际关系,又有关系和睦的家庭;心理健康的人,能有效地处理与周围现实世界的关系,言行符合社会规范和要求,能对自己的行为负责,当自己的愿望与社会相矛盾时,能及时地进行自我调整。

二、心理问题与精神障碍

(一)心理问题的概念与分类

心理问题是由现实问题引起,近期发生,持续时间不长,内容相对局限,情绪反应能在理智控制之下,没有严重破坏社会功能,情绪反应尚未泛化的、暂时的心理不健康状态。心理问题仍属于正常心理,其分类如下。

1. 一般心理问题　人生有很多的问题难尽如人意,工作压力、人际关系处理不当等均能引起心理冲突,同时体验到厌烦、后悔、懊恼、自责等不良情绪。但产生不良情绪的应激源只局限在最初事件,并随着现实情况的改善和相应的心理支持,在较短时间内会得到缓解。思维仍保持严密的逻辑性和人格完整。

2. 严重心理问题　是由长期的、持续的心理冲突引起。最初这些心理问题可能还有一些具体的应激源,随着时间的推移,心理冲突的焦点变得模糊,逐渐形成了广泛性的心理问题。

> **重点提示**
>
> 一般心理问题是近期发生的由社会的现实因素激发而引起的情绪波动,是反应强度不太剧烈的心理紊乱状态。严重心理问题是由应激引起相对强烈的心身紊乱状态。

(二)精神障碍的概念

精神障碍属于异常心理,其发病原因多数比较复杂,自我意识不完整或完全丧失,失去生活自理能力和劳动能力,人格解体,社会功能丧失,无求治愿望等(图1-1)。

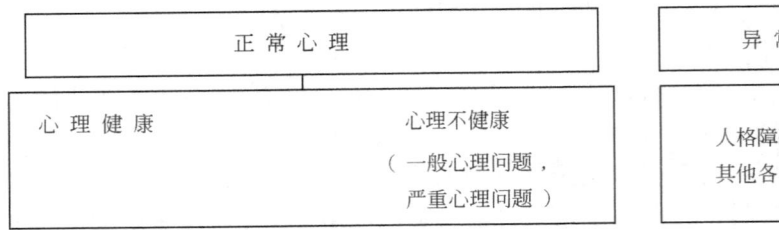

图1-1 正常心理与异常心理

(三)判断心理正常与异常的基本原则

1. **主观与客观世界统一性原则** 心理是大脑对客观现实的反映。个体的心理活动与其所处环境互相协调,其言语、思维、情感、行为等活动符合正常规范,使人能够理解,说明此人的心理活动与环境是统一的,在这个方面是正常的。相反,一个人在环境中,思维古怪,行为离奇,人际关系及家庭关系紧张;言谈举止与环境不能协调一致,说明此人可能存在着心理障碍。

2. **心理活动的内在一致性原则** 心理活动是一个完整的统一体,其过程中各个内容互相影响、互相配合、完整协调。如某人获得表扬后,表情愉快,情感兴奋,并且会出现一系列与之相适应的行为表现,这是正常的心理活动。相反,某人在获悉喜讯时,却没有相应的愉快表情,反应平淡,甚至出现一些不适当的行为,说明可能存在精神障碍。

3. **人格的相对稳定性原则** 人格一经形成,就会相对稳定,并且表现在各种心理活动中。在没有重大外界变革的情况下,一般是不易改变的,若发生改变,就要怀疑一个人的心理活动是否出现异常。强烈的心理刺激使得人格稳定性发生改变,往往在短期内不易消除,最终可以改变人的性格,使人变得固执、自私、孤僻、敏感多疑、情感脆弱、有不安全感、缺乏亲情等,说明出现了心理问题,甚至可能发展为精神障碍。

第三节 心理发展与心理健康状态的失衡

一、心理发展概述

(一)人的发展与生命周期的概念

人的发展是指个体从受孕到死亡所经历的一系列的生命阶段,即从胎儿、婴幼儿、童年、少年、青年、中年、老年到死亡的发展过程,这种从生到死的过程也被称之为生命周期。对于每一个健康发展的个体来说,随着时间推移,每一阶段都有着不同的心理特征。

(二)心理发展的基本观点

1. 发展是毕生的　人的整个一生都在发展,个体的发展受多种因素的影响,是年龄阶段、历史阶段、社会环境等多种因素共同作用的结果。生命的每一阶段都受前一阶段的影响,同时也影响以后的发展阶段,个体一生的经验对发展都有重要意义。

2. 发展是多维和多向的　发展的形式具有多样性,是多维度的,发展的方向也因发展内容的种类不同而有所不同。心理发展存在着很大的个体差异和可塑性,不同的个体有不同的形式。

3. 发展是获得与丧失的结合　发展是一个有序变化的过程,不是简单地朝着功能增长方向的运动,生命过程中任何时候的发展都是成长和衰退的结合。任何发展都是新适应能力的获得,同时包含着以前存在的部分能力的丧失。

重点提示

个体的人从生到老,是一个发展的过程。从发展的角度观察心理健康,则心理健康是围绕健康常模,在一定范围内不断上下波动的过程,因此心理健康是一个动态平衡的状态。

二、心理健康状态的失衡

作为心理健康的主体,人具有生物、心理和社会三种属性。它们是密切关联、相互影响的辩证统一体。要维持心理健康状态的平衡,必须保持这三方面的协调。一般情况下,心理平衡状态的破坏不超出人自身固有的自我平衡能力范围,心理健康状态可以不被破坏,然而一旦超出了自我平衡能力的范围,人的心理状态就会出现紊乱,也就是人的心理健康状态失衡。

对于心理健康状态的失衡和破坏,不同的心理学派对其机制有不同的理论表述。

(一)精神分析学派

1. 幼年情绪发展中遭受过挫折,并因此形成的情节是后来一生各个发展阶段上出现心理问题和心理障碍的根本原因。

2. 是个体"潜意识"与"意识"或"本我"与"超我"之间的冲突,在"自我"中的表现,或在"自我"中被体验到,就是心理障碍的症状。

(二)行为主义心理学派

行为主义心理学认为环境中的不良因素,经由学习过程酿成的不良行为、不良行为倾向、不良反应方式都是破坏心理健康的根本原因。现代行为主义不仅重视环境对人的影响,也重视人的行为对环境的反作用,提出 W-S-Ow-R-W 的公式,公式中前一个 W 指环境,S 指环境中的某类刺激,Ow 指具有个体内在经验的主体,R 指对环境中某类刺激的反应,后一个 W 指受到主体反应影响的发生了改变的环境。从这个公式意义上可以看出,人的心理健康的破坏是人与环境相互作用过程中"学习"的结果。

(三)人本主义心理学派

人本主义心理学认为人的潜能和动机作用使人的特殊性及人的价值观拔高,强调发挥人的本性,促成自我实现。同时设定潜能的存在,并规定无论在生理还是在心理方面,潜能都有完善发展的趋势,心理健康的失衡和破坏是潜能的发展受到了阻碍。

(四)认知心理学派

认知心理学认为人的认知过程被看成是信息通道的输入、编码、译码、储存、提取、输出等处理信息的过程。同时,人的心理空间中包括许多认知因素,这些因素是人对外部世界和对自我的认识,包括态度、观念、信仰、价值观及对未来事件的期待等。由于人在当前社会活动中的内容不同,各认知因素影响人的心理活动,会发生协调、失调、不相关三种情况。如果认知活动失调或发生认知偏差,就会产生异常情绪,造成心理健康的破坏。

三、维护心理健康的原则和途径

(一)维护心理健康的基本原则

1. 遗传因素、教育因素与认知因素并重的原则 人的生长发育,特别是大脑的细胞构筑是由遗传决定的,但脑的功能特点和以脑功能为基础的认知策略与能力,却是在一定生存环境中形成的。人的认知特征制约人的情绪和行为。

2. 人与环境的协调原则 心理健康的发展过程实质上就是人与自然环境及社会环境能否取得动态协调平衡的过程,特别是人际关系之间的协调。由于日常生活中到处都有打破平衡的条件和境遇,因此,学会应对和协调人际关系,对心理健康有重要意义。

3. 身心统一的原则 心理健康与生理健康密切相关,通过积极的体育锻炼、卫生保健和养成良好的生活方式,以增强体质和提高生理功能,将有助于促进心理健康。

4. 知、情、行相对平衡的原则 离开理论,行动就缺乏方向和方法,若没有行动,再好的理论也是纸上谈兵;反之,生活实践又将检验认知与行为;在知与行的过程中必然伴有情绪和情感,它是知与行的动力。

5. 个体和群体结合的原则 生活于群体之中的个体时刻受到群体的影响,因此,个体心理健康的维护也依赖于群体的心理健康水平。这就需要创建良好的群体心理卫生氛围,以促进个体的心理健康。同样,个体心理健康也对群体产生影响。

重点提示

心理健康的发展既依赖于相应的知识,更取决于把理论付诸实践的行动。因此,知、情、行调适平衡是维护心理健康的重要原则。

(二)增进心理健康的基本途径

1. 生理方面的主要途径

(1)优育优生,避免先天性不良生理因素的影响,保证良好分娩过程。

(2)儿童期保证营养,以消除生理和心理上的紧张与压力。

(3)提供免疫预防和其他医疗措施,以预防传染性疾病。

(4)适度的体育运动以增强体质。

(5)合理的休息和娱乐,以消除疲劳,调节情绪。

2. 心理方面的主要途径
(1)在婴幼儿期给予充分的母爱和关怀,提供温暖、鼓励的养育氛围。
(2)进行必要的社会行为训练,发展儿童的探索精神以及活动能力。
(3)提供科学的家庭、学校、社会的教育和训练。
(4)对心理压力给予充分的心理支持和帮助。
(5)培养乐观、积极、幽默与爱的情绪,善于控制和调节不良情绪。
(6)发展人际交往的能力,提高对人生各转折期的适应能力。
(7)树立积极健康的人生观。
3. 社会方面的主要途径
(1)减少社会压力,采取有效措施为每一位公民提供健全生活的环境。
(2)嗜酒、烟瘾及药物依赖的控制。
(3)健全医疗保健机构,性病的防治。
(4)建立社区组织方案,构成社区心理卫生网络等。

讨论与思考

1. **案例一** 患者,男,18岁,重点中学高三学生。紧张、害怕、注意力不集中,伴有睡眠障碍4个月。平时学习很刻苦,学习成绩在班里一直名列前茅,家庭、老师都希望他考上重点大学。可越临近高考越害怕考试,上课不能集中精力,晚上睡不着,胡思乱想,担心成绩滑落、高考落榜。由母亲陪伴就诊,神情紧张,顾虑重重,一直低着头,说着说着哭了起来。从其母亲处了解到患者很懂事、很要强,从小性格内向,很少和别的同学来往,只是安心在家学习。
(1)试述心理健康的概念和心理健康的标准。
(2)如何衡量或判断一个人的心理是否健康?
(3)结合本案例谈一谈增进心理健康的方法。

2. **案例二** 患者,女,21岁,大学二年级学生。因别人看到自己洗澡,害怕别人说,造成近6个月情绪低落、焦虑、烦躁、入睡困难等。自述6个月前,到女生宿舍楼上卫生间去冲澡,突然听到楼下有很多人大声地说:"某某真不正经,窗帘都不拉就洗澡,明明是想让别人看,真不要脸!"当时害怕极了。此后,无论走到哪,他们都在议论我。由母亲陪伴就诊,衣着不是很整洁,紧张不安,说话遮掩,身体紧缩。从母亲处了解到,"大一"时喜欢上一个男同学,但该男生并不喜欢她,也就没什么结果。
(1)试述精神障碍的概念。
(2)区分心理正常与异常的心理学原则。
(3)结合本案例谈一谈心理与精神护理对护理工作的要求。

(杨明荣 田禾丰 汪 冰)

第 2 章

心理过程与人格

> **学习要点**
> 1. 感觉、知觉、记忆、思维的概念及特点
> 2. 情绪、情感的概念、分类及区别、联系
> 3. 意志的概念、特征及意志的品质
> 4. 人格的概念、特征及人格的结构
> 5. 需要、动机、兴趣的概念和分类
> 6. 能力、气质、性格的概念和分类

第一节 心理现象与实质

心理现象是心理活动的表现形式,简称为心理或精神。人的心理活动是生命活动过程中复杂的高级运动形式,是人在社会实践和社会活动中,与他人和内外环境发生交互作用而引起的主观活动及行为表现。

一、心 理 现 象

心理现象是纷繁复杂的,如人的眼睛可以看到五彩缤纷的世界,人的耳朵聆听到美妙的音乐,人脑可以存储大量的知识信息。为了研究方便,一般把心理现象分为心理过程和人格两个主要的部分(图 2-1)。

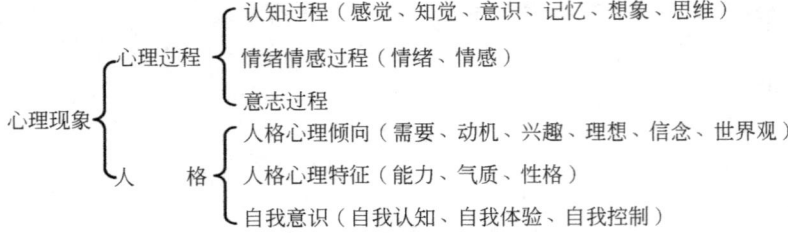

图 2-1 心理现象的构成

二、心理的实质

(一) 心理是脑的功能

人脑是心理产生的器官,是一切精神活动的物质基础。

1. 从动物进化来看　有生命的植物和单细胞动物阶段的反映形式是感应性,如植物的向阳性等;到了多细胞的无脊椎动物阶段出现了感受性,有了最简单的心理现象,如嗅觉、触觉、视觉等;当进化到脊椎动物时,出现了知觉;进化到灵长类动物时,达到了动物心理发展的最高阶段即思维萌芽阶段;到人类就产生了意识。总之,只有大脑结构和功能发展到一定程度,才能产生各种心理现象,不然,只能停留在最低级的感觉阶段。

2. 从个体发育史来看　随着个体的成长,脑功能的发育和复杂化,逐渐出现了丰富多彩的心理活动。而大脑先天发育不健全的人,其心理活动的发生与发展也受到明显的阻碍。

3. 从临床观察来看　大脑任何部位的损伤,其心理功能都将发生变化。例如,大脑额中回后部损伤导致"失写症",颞上回后部损伤导致"感觉失语症",大脑角回损伤导致"失读症"。这些都说明,心理功能是直接依赖于脑的。

(二) 心理是脑对客观现实的反映

人脑不能凭空产生心理,客观现实是心理的源泉和内容,没有客观现实就没有心理。

1. 心理反应的内容来自客观现实　没有客观事物的刺激作用,大脑就不能产生心理现象。例如,客观现实中有树木,我们才能对树木有感知;有中国人民解放军在抗震救灾中的模范事迹,我们才产生对他们的热爱和钦佩的情感。

2. 心理是对客观现实的主观、能动地反映　人对客观事物的反映,并不是像照镜子那样机械、被动,而是主观、能动地反映。人们已有的知识经验、个性特点、当前心理状态等总是要参与到反映中来,总是使反映带有个人的特点,从而形成人们之间的差异。如"项庄舞剑",有人以为意在为楚汉二王喝酒助兴,有人则知道意在乘机刺杀沛公,对同一事物,可以"仁者见仁,智者见智"。

3. 心理是在实践活动中发生发展的　脑和现实都不能单独地产生心理。心理的产生,还必须依靠人的生活实践。"要知道梨子的滋味,就得亲口尝一尝"。这里的"尝",就是实践,正是"尝"才把梨子与人的口舌联系起来,于是产生了味觉。因而我们说,人的心理是在实践活动中发生的。

第二节　心 理 过 程

心理过程是指心理活动发生、发展的过程,也就是人脑对现实的反映过程。包括认知过程、情绪情感过程、意志过程,即知、情、意三方面。

一、认知过程

认知过程是指人在认识客观世界的活动中所表现出的各种心理现象,包括感觉、知觉、记忆、思维、想象等过程,注意伴随在整个认知活动的过程中。认知过程是心理过程中最基本、最重要的部分,是情绪、情感过程和意志过程的基础。

(一)感觉

1. **感觉的概念** 感觉是人脑对直接作用于感觉器官的客观事物的个别属性的反映。例如,我们能看到五颜六色、闻到各种气味、尝到酸甜苦辣、听到鸟语虫鸣等。

> **重点提示**
>
> 感觉是人们认识世界的开端,借助于感觉获得的信息,人们可以进行更复杂的知觉、记忆、思维等活动,从而更好地反映客观世界。感觉是维持正常心理活动的重要保障。

2. **感觉的分类** 感觉分为外部感觉和内部感觉。

(1)外部感觉:是接受外界信息,反映外界事物的个别属性。包括视觉、听觉、嗅觉、味觉、皮肤觉等5种基本感觉。

(2)内部感觉:是接受机体内部信息,反映自身位置、运动及内脏状态的个别属性。包括运动觉、平衡觉、内脏觉(饥渴、饱胀、窒息等)。

3. **感觉的特征**

(1)感受性和感觉阈限:人们的生活环境存在许多刺激,但并不是所有刺激都能引起感觉。能引起感觉的刺激,其强度必须是适宜的。心理学用感受性、感觉阈限来说明二者的关系。感受性指感觉器官对适宜刺激的感觉能力。感受性一般用感觉阈限来度量。刚刚能够引起感觉的最小刺激强度称为绝对感觉阈限。感受性与感觉阈限呈反比关系。

(2)感觉的适应:感觉适应是指由于刺激物对感受器的持续作用,使感受性发生变化的现象。适应可以使感受性提高,也可以使感受性降低。视觉适应包括明适应和暗适应两种。当我们从暗处来到光亮处,刚开始会觉得目眩,看不清周围的东西,几秒钟以后才逐渐看清周围的物体,称为明适应。明适应使视觉器官在强光的刺激下感受性降低了。当我们从光亮处来到暗处,开始什么也看不清,若干时间后才逐渐看清周围事物的轮廓,称为暗适应。暗适应使视觉器官在弱光的刺激下感受性提高了。"入芝兰之室,久而不闻其香;入鲍鱼之肆,久而不闻其臭",这句话说的是嗅觉适应。

(3)感觉对比:是同一感受器接受不同的刺激而使感受性发生变化的现象,包括同时对比和继时对比。不同刺激同时作用于同一感受器时,便产生同时对比,例如,一个灰色方块放在黑色背景上比放在白色背景上看起来亮些。不同刺激先后作用于感受器时,便产生继时对比,例如,吃了糖果后再吃苹果,会觉得苹果是酸的。

(4)联觉:指一种感觉兼有另一种感觉的心理现象。例如,红、橙、黄使人产生暖的感觉,绿、青、蓝使人产生冷的感觉。

(5)感觉的补偿与发展:感觉的补偿是指某种感觉系统的功能丧失后而由其他感觉系统的功能来弥补。例如,盲人的听觉、触觉比一般人要敏锐。随着个体年龄的增长和生活实践的丰富,人的感受性会随之逐渐发展。调味师的味觉、嗅觉比常人敏锐。

(二)知觉

1. **知觉的概念** 知觉是人脑对直接作用于感官的客观事物整体属性的反映。日常生活中,人们很少产生孤立的感觉,例如,人们看到了红色,还要继续探究是红旗?是红花?还是红衣服?总是要把对事物的各种感觉信息综合起来,并根据自己的经验来解释事物。也就是说,我们通常是以知觉的形式来反映事物。

2. 知觉的种类

(1) 空间知觉:指对物体的形状、大小、距离、方位等空间特性的反映。

(2) 时间知觉:指对事物延续性和顺序性的反映。

(3) 运动知觉:指对物体的静止和运动及运动速度的反映。

3. 知觉的特征

(1) 知觉的选择性:是指在许多知觉对象中,对其中部分对象觉得特别清晰,其余的对象则作为背景而觉得比较模糊(图 2-2)。

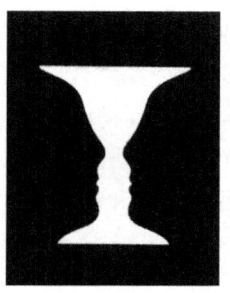 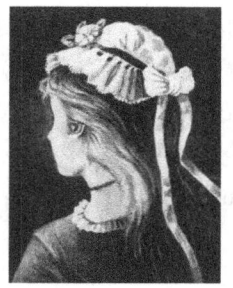

图 2-2　知觉的选择性

(2) 知觉的整体性:知觉对象具有不同的属性,由不同的部分组成,但是人并不把这对象的不同属性、不同部分看作是孤立的,而是把它作为一个统一的整体来反映,这就是知觉的整体性。知觉的整体性表现在两个方面:一方面,当刺激只是客观事物的部分属性时,人能够根据知识经验补足其他的属性,从而形成整体的知觉影像。另一方面,当知觉刺激包含多个客观事物的属性时,所形成的整体知觉影像将超过各个客观事物属性相加的总和(图 2-3)。

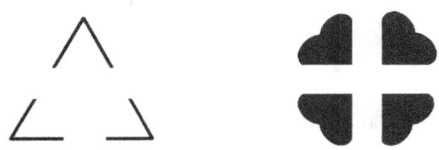

图 2-3　知觉的整体性

(3) 知觉的理解性:在感知事物时,人们总是根据以往的知识经验来对事物进行理解和补充,这就是知觉的理解性。如同一张 X 线片,医师能从中发现病灶,而非专业人员只能看到单纯的图像,不能理解其中的含义。

(4) 知觉的恒常性:当知觉条件在一定范围内变化时,人对物体的知觉影像仍然保持相对不变,称为知觉的恒常性。视知觉的恒常性最明显。例如,评估一个人的高矮,距评估者远近距离不同,投射到视网膜上的视像大小相差很大,但评估者所受影响不大,仍能按他实际身高来知觉(图 2-4)。

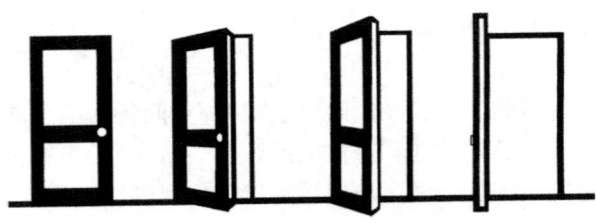

图 2-4　知觉的恒常性

4. 感觉、知觉的区别和联系

(1) 感觉、知觉的区别：①感觉反映的是事物的个别属性，知觉反映的是事物的整体属性及其相互关系；②感觉依赖个别感觉器官的活动，而知觉依赖多种感觉器官的联合活动。

(2) 感觉、知觉的联系：①都是对直接作用于感觉器官的事物的反映，如果事物不再直接作用于我们的感觉器官，那么我们对该事物的感觉和知觉也将停止；②知觉是在感觉的基础上产生的，没有感觉，也就没有知觉。二者密不可分，常统称为感知觉。

重点提示

知觉并不是感觉的简单相加，因为知觉过程中需要人的主观经验起作用，人们要借助已有的经验去解释所获得的当前事物的感觉信息，从而对当前事物做出识别。

(三) 记忆

1. 记忆的概念　记忆是过去经验在人脑中的反映。人们感知过的事物、思考过的问题、体验过的情感和从事过的活动等，都不同程度地保留在头脑中，在一定条件的诱发下而在脑中再现出来，这个心理过程就是记忆。从信息加工的观点看，记忆就是人脑对输入的信息进行编码、储存和提取的过程。

2. 记忆的分类

(1) 按照记忆内容，可分为以下 4 种。

形象记忆：是以感知过的事物形象为内容的记忆，包括视、听等多种感觉形象。

逻辑记忆：是对文字、概念、公式、命题、判断、推理等抽象内容的记忆。

情绪记忆：是以体验过的情绪、情感为内容的记忆。

运动记忆：是以各种动作、姿势、习惯和技能为主的记忆。

(2) 按照记忆保持的时间，可分为以下 3 种 (图 2-5)。

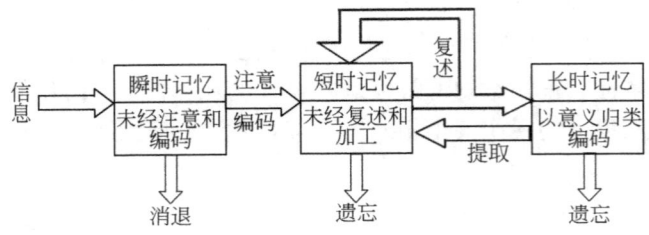

图 2-5　记忆系统模式

瞬时记忆：也称感觉记忆，指外界刺激停止以后，刺激物的影像仍然保持极短时间的记忆。一般为0.25~2s。如果这些信息及时被加工，则进入短时记忆，否则即消失。

短时记忆：又称初级记忆，当瞬时记忆的内容引起个体注意后，就会转入短时记忆，一般只能保持20s左右，最长不超过1min。短时记忆的容量非常有限，一般为7±2组块即5~9个项目。

长时记忆：又称二级记忆，是指信息保持时间在1min以上，甚至终生不忘的记忆。短时记忆的信息经过反复加工、强化能转化为长时记忆。长时记忆的存储容量非常大。

3. 记忆的过程包括识记、保持、再认和再现

（1）识记：是外界信息输入大脑并进行编码的过程，是记忆的开端，是保持和回忆的前提。识记分为无意识记和有意识记。无意识记又称不随意识记，是指事前没有明确的目的、也无须意志努力的识记过程。有意识记是事先有明确的目的和计划，并经过一定努力、运用一定方法的识记，例如，护士记住某患者用药剂量，学生记忆外文单词等。

（2）保持：是对识记过的事物进行加工、巩固和保存的过程。它是信息存储、再认和回忆的必要条件。

（3）再认和再现：当以前感知过的事物或场景重新呈现时能够识别出来，这就是再认；当以前感知过的事物或场景不在眼前时大脑将它们的反映重新呈现出来，这是再现。

4. 遗忘　是对识记过的事物不能再认和再现或错误地再认和再现。德国心理学家艾宾浩斯对遗忘的规律进行了系统研究，并将其规律绘制成曲线，称为"艾宾浩斯遗忘曲线"。该曲线说明遗忘在学习之后立即开始，而且最初遗忘得很快，以后逐渐缓慢，揭示了遗忘的进程是先快后慢的规律（图2-6）。

5. 记忆的品质　检验一个人记忆力的好坏，必须用敏捷性、持久性、正确性和备用性4个方面的品质来衡量。

（1）敏捷性：体现记忆速度的快慢，指一个人在一定时间内能够记住的事物的数量。要加强记忆的敏捷性，平时要加强锻炼，在记忆时要集中注意力，充分利用原有的知识，以此来获得新的知识。

（2）持久性：是指记住的事物所能保持时间的长短。仅有敏捷性还不能称之为良好的记忆。如果记得快，忘得也快，那就没有什么实际意义了。学习重复的次数越多，越不容易遗忘，超额学习50%效果最佳。

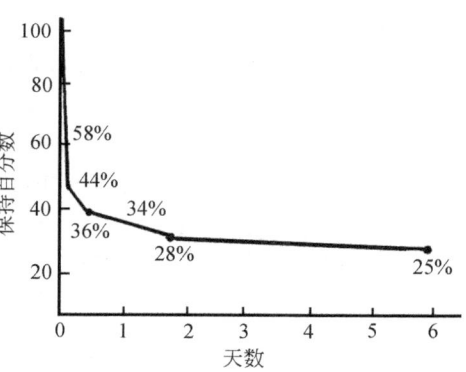

图2-6　艾宾浩斯遗忘曲线

（3）正确性：是指对原来记忆内容性质的保持。一个人的记忆如果不具备正确性，记得又快又牢固，可就是记错了，显然这样的记忆也毫无用处。

（4）备用性：是指能够根据自己的需要，从记忆中迅速而准确地提取所需要的信息。人们进行活动的目的是为了储备知识，并使之备而有用，备而能用。记忆如果没有备用性，也就失去了存在的价值。

> **重点提示**
>
> 心理学研究证实,最初印象往往对人的心理活动产生很大影响。要保证记忆的正确性,首先要进行认真、正确的识记。其次,必须勤于自我监督。对于正确和精确记住的事物,要不断强化和巩固它;对错误记忆和模糊记忆的内容要修正,这样才能有效地保证记忆的正确性。

(四)思维

1. 思维的概念 思维是人脑对客观事物概括的、间接的反映。思维反映的是事物的本质属性、内在联系和发展规律,是认知过程的高级形式。

2. 思维的特征

(1)间接性:是指思维对客观事物的反映,并不是客观事物直接作用的结果。如医师难以直接感知到患者心肌缺血,但借助心电图描记的 ST 段下移和 T 波倒置,就能够间接地诊断出心肌缺血。

(2)概括性:是指思维不是对事物具体的、表面特征的认识,而是对事物共同的、本质特征的认识。如组织的炎症部位不同、表现各异,但大都有红、肿、热、痛的病理改变。红、肿、热、痛就是对各种化脓性炎症共同本质特征的概括认识。

3. 思维的分类 思维可以从不同角度进行分类。

(1)根据思维方式分类

动作思维:边动作边思考,思维以动作为支柱,依赖实际操作解决直观具体的问题,是 3 岁以前幼儿的主要思维方式。

形象思维:是依赖具体形象进行的思维,常借助于鲜明、生动的表象和语言,是 3~6 岁儿童的主要思维方式。艺术家在文艺创作中经常运用。

抽象思维:是以抽象概念、判断和推理为形式的思维。它是人类特有的复杂而高级的思维形式。科学家总结出的规律、命题和推导出的法则、定理等都是抽象思维的结果。

(2)根据思维的指向性分类

聚合思维:也称求同思维,思维朝一个方向聚拢,从而形成唯一的、确定的答案。

发散思维:也称求异思维,同一个问题探求多种答案,最常见的就是数学中的一题多解或语文中的一词多义。

(3)根据思维的独立程度分类

习惯性思维:是经验证明的行之有效的程序化思维,不经思考按程序完成,既规范又节省时间。

创造性思维:重新组织已有的知识经验,沿着新的思路寻求新的成果,有创造想象参加的思维。

4. 思维过程

(1)分析与综合:分析是指在头脑中把事物的整体分解为各个部分或各种属性;而综合则是在头脑中把事物的各个部分、各个特征、各种属性结合起来,形成一个整体。

(2)比较与分类:比较是指在头脑中确定各种事物的相同点和差异点的过程。通过比较找出事物的共同点和差异点。分类是指根据事物的共同点和差异点,把它们区分为不同种类的过程。

(3)抽象与概括:抽象是在思想上抽象出各种事物与现象的共同的特征和属性,舍弃其个别特征和属性的过程。概括是在思想上把抽象出的各种事物与现象的共同特征和属性综合起来,形成对一类事物的概括性本质属性的认识。

(五)想象

1. 想象的概念　想象是对头脑中已有的表象进行加工改造,形成新形象的过程。想象的基本素材是表象,表象是记忆的一种形式,是指曾经感知过的事物在头脑中留下的形象。

2. 想象的特征　想象虽然以表象为素材,但不是表象的简单再现,而是对头脑中储存的表象进行加工改造、重新组合形成新形象的过程。因此,想象具有形象性和新颖性的基本特点。

3. 想象的种类

(1)无意想象:是指没有预定目的、不自觉产生的想象。如人们看见天上的浮云想象出各种动物的形象,人们在睡眠中做的梦,精神障碍患者在头脑中产生的幻觉都是无意想象。

(2)有意想象:是有一定目的、自觉进行的想象。有意想象又可分为以下3类。

再造想象:根据言语的描述或图样的示意,在头脑中形成相应新形象的过程称为再造想象。例如,根据史书中的文字记载或他人的口头描述,在头脑中呈现出古人狩猎的场景,即属于再造想象。

创造想象:根据一定的目的、任务,在头脑中独立地创造出新形象的过程称为创造想象。例如,文学家的写作、科学家的创造发明等。

幻想:与人的愿望相联系并指向未来的想象称为幻想。科学的幻想是激励人们去创造的精神力量,是发明创造的先导。但幻想若完全脱离现实就是空想,是不能实现的。

(六)注意

1. 注意的概念　注意是心理活动对一定事物的指向和集中。指向性和集中性是注意的两个特点。指向性是指心理活动有选择地朝向一定事物,并保持一定的时间。集中性是将心理活动聚集在所选择的事物上以保证反映的更清晰。

> **重点提示**
>
> 注意并不是一种独立的心理过程,而是心理过程的一种共同特征。人在注意某一事物的时候,总是伴随着感知、记忆、思考、想象或体验,不可能产生没有任何对象的注意。

2. 注意的特征

(1)注意的稳定性:是指在同一对象或同一活动上注意持续的时间。狭义的注意稳定性是指注意保持在同一对象上的时间。广义的注意稳定性是指注意保持在同一活动上的时间。

(2)注意的广度:也称注意的范围,是指同一时间内能清楚地把握对象的数量。主要影响注意广度的因素,一是知觉对象的特点;二是个人知觉活动的任务和知识经验。

(3)注意的分配:是指同一时间内把注意指向于不同的对象。注意的分配对人的实践活动是必要的,也是可能的。

(4)注意的转移:是指有意地把注意从一个对象转移到另一个对象,或从一种活动转移到另一种活动。注意的转移不同于注意的分散。

3. 注意的种类

(1) 无意注意：是指没有预定目的，也不需要付出意志努力的注意。强度大、新颖、与众不同、不断变化的事物，容易引起人们的无意注意，如一声巨响、一道强光、一种鲜艳的颜色、霓虹灯的闪烁等刺激，都会立刻引起我们的注意。另外，引起无意注意的原因，也取决于主体的需要、兴趣、情绪等内部状态。

(2) 有意注意：是指有预定目的，并需要付出意志努力的注意。例如，当我们决定要做某件事之后，在做事的过程中有意地把注意力集中在我们认为要干的事情上，同时排除各种无关刺激的干扰。因此，有意注意必须付出意志努力。

(3) 有意后注意：是指有预定目的，但不需要付出意志努力的注意。有意后注意是在有意注意的基础上发展起来的，当对有意注意的对象产生浓厚兴趣或熟练到一定程度时，维持注意不再需要意志努力，有意注意就转变为有意后注意。例如，刚开始做某件工作时，由于对它不熟悉，不感兴趣，往往需要一定的努力才能把自己的注意保持在这件工作上。经过一段时间后，对这件工作熟悉了，有兴趣了，就可以不需要意志努力或不要求有明显的意志努力而继续保持注意。这就是有意注意转化为无意注意。

二、情绪、情感过程

(一) 情绪、情感的概念

人对客观事物是否满足自己的需要而产生的态度体验称为情绪、情感。情绪、情感是以个体的愿望和需要为中介的，满足需要的客观事物会引起肯定的情绪和情感；违背需要的客观事物会引起否定的情绪和情感；与人的需要没有直接关系的客观事物，既无益也无害，一般不引起情绪和情感。

(二) 情绪、情感的区别与联系

1. 区别

(1) 情绪与生理性需要相关联，情感与社会性需要相关联。

(2) 情绪发生早，人与动物共有；情感发生晚，人类独有。

(3) 情绪具有外显性、情境性、激动性、暂时性；情感具有内隐性、稳定性、深刻性、持久性。

2. 联系　情绪和情感虽然不尽相同，但却是不可分割的。因此，人们时常把情绪和情感通用。一般来说，情感是在多次情绪体验的基础上形成的，并通过情绪表现出来；反过来，情绪的表现和变化又受已形成的情感的制约。当人们干某项工作的时候，总是体验到轻松、愉快，时间长了，就会爱上这一行；反过来，在他们对工作建立起深厚的感情之后，会因工作的出色完成而欣喜，也会因为工作中的疏漏而伤心。由此，情绪是情感的基础和外部表现，情感是情绪的深化和本质内容。

(三) 情绪的分类

1. 基本情绪是人和动物共有的、先天的情绪，包括 4 种基本类型。

(1) 快乐：是指盼望的目标达到时产生的情绪体验。快乐的程度取决于愿望满足的程度和意外的程度。快乐又可分为满意、愉快、欢乐、狂喜等。

(2) 愤怒：是指由于其他人或事妨碍目标达到时产生的情绪体验。愤怒的程度取决于妨碍作用的大小和对其察觉的程度。愤怒可分为不满、愠怒、大怒、狂怒等。

(3) 恐惧：是指企图逃避某种危险情景时产生的情绪体验。引起恐惧的重要原因是缺乏处理可怕情景的能力或缺少对付危险情境的手段。恐惧可分为惊讶、害怕、惊骇、恐怖等。

(4)悲哀:是指在失去自己所爱的人和物或自己的愿望破灭时所产生的情绪体验。悲哀的程度取决于失去对象的重要性。悲哀时人通过哭泣,可释放紧张。悲哀可分为失望、难过、悲伤、哀痛等。

2. 情绪状态 根据情绪发生的强度、速度、紧张度和持续时间的长短,把人的情绪状态分为3类。

(1)心境:是一种微弱而持久的情绪状态。心境具有弥散性,使个体对所有事物都有着同样的态度体验。例如,"感时花溅泪,恨别鸟惊心"。心境持续的时间有长有短,这取决于客观刺激和人格特征。如失去亲人引起长时间的郁闷;性格内向的人更易受刺激的影响。

(2)激情:是一种强烈的、短暂的、爆发式的情绪状态。通常是由对个体生活有重大意义的事件所引起。重大成功后的狂喜、惨遭失败时的绝望、面临不幸时的悲痛欲绝、生气时的怒发冲冠等都是激情状态。处在激情状态下,人的意识活动的范围往往会缩小,理智分析能力减弱,往往不能约束自己的行动,不能正确地评价自己行为的意义和后果,可能会引起出格行为,甚至酿成悲剧。

(3)应激:对某种意外环境刺激做出的适应性反应。突发事件、意外事故、过强的精神刺激都可导致应激状态。

(四)情感的分类

1. 道德感　是人们根据一定的道德标准,评价自己和别人的言行、思想、意图时产生的一种情感体验。当一个人做了好事而产生心安理得的情感体验,而做了坏事会产生羞愧、汗颜的情感体验。

2. 理智感　是在认识事物和追求真理的过程中产生和发展起来的一种情感体验,它是人们学习知识、认识世界的一种动力。例如,科学研究中发现新线索,学习中有了新进展而产生的陶醉感,经历失败后获得成功的欣喜感等都属于理智感的范畴。

3. 美感　是根据一定的审美标准评价事物时所产生的情感体验。美是客观存在的,壮丽的山河、无边的草原、巧夺天工的雕塑、动人心弦的乐曲、端庄的举止、高尚的品格等都体现着美,但反映过程中,受到人的主观条件的制约,一个人的生活经验、文化修养、立场观点以及个性特征等,都影响着他对客观美的反映。

(五)情绪调节与身心健康

情绪和情感会引起复杂的生理反应,涉及广泛的神经系统。良好的情绪调节能减轻焦虑等负性情绪体验,促进身心健康。不良的情绪调节,有害于身心健康。例如,长期压抑、悲伤容易引起呼吸系统疾病,情绪不表达出来会加速癌症恶化,愤怒、压抑与心血管、高血压发病率有密切关系等。

三、意志过程

1. 意志过程的概念　意志是有意识地支配和调节行为,通过克服困难,以实现预定目标的心理过程。意志总是表现在人们的实际行动之中,因此,也被称为意志行动。

2. 意志的特征

(1)有明确的目的性:意志行动是人们经过深思熟虑,对行动目的有了充分的认识之后所采取的行动,不是勉强的行动,也不是一时的冲动。

(2)与克服困难相联系:目的的确立与实现,通常会遇到各种困难,克服困难的过程就是意志的过程,克服困难是意志的核心内容。人的意志强弱主要是以所克服困难的大小为衡量标准。如果没有困难,一帆风顺,顺其自然,也就谈不上意志行动。

(3) 以随意运动为基础:所谓随意运动是一种受主观意识调节的、具有一定目的和方向性的运动,是学会了的、较为熟练的动作。

3. 意志的品质

(1) 自觉性:是指对行动的目的和意义有充分的认识,并能随时控制自己的行动,使之符合于正确的目的的心理品质。与自觉性相反的特征是受暗示性和独断性。

(2) 果断性:是指一种明辨是非,迅速而合理地采取决定,并实现所做决定的品质。意志的果断性以正确的认识为前提,以勇敢和深思熟虑为条件,它还和智慧的批判性、敏捷性有着密切的联系。与果断性相反的是优柔寡断和武断。

(3) 自制性:是指善于控制和调节自己的情绪和行为的品质。与自制性相反的品质是任性和怯懦。

(4) 坚韧性:是指在行动中,百折不挠地克服困难,不达目的,誓不罢休,为实现预定目的坚持到底的心理品质,与坚韧性相反的是顽固性和动摇性。

> **重点提示**
>
> 认知是情感和意志的基础,能激起强烈的情感和坚强的意志;强烈的情感和坚强的意志又对认知活动有重要作用,积极的情感和意志能推动认知深入进行,消极的情感和意志对认知起阻碍作用。情感和意志间也是相互影响的,即认知、情绪和意志三者相互联系、彼此制约、互相渗透,维持着心理活动的统一和完整。

第三节 人 格

一、人格概述

(一) 人格的概念

人格是指人的心理面貌的总和,即经常表现出来的、比较稳定的、具有一定倾向的、独特的心理品质的总和。

人格"personality"最初来源于古希腊语"persona",原意是指希腊戏剧中演员戴的面具,不同的人物角色戴不同的面具,体现不同的角色特点和人物性格。现代心理学沿用了面具的含义,改称为人格,指一个人在人生舞台上扮演的角色及其独特的精神面貌。

> **重点提示**
>
> 人格具有两层含义,一是指一个人在社会生活中扮演的外在角色行为,即在自己的人生舞台上根据角色要求所表现出的外在人格品质;二是指一个人独特的、真实的、内在的自我,即面具后的真实自我。

(二) 人格的特征

1. **独特性** 人格是在个体生理因素的基础上,受外界环境影响逐步形成的。不同的遗传、生存及教育环境,形成了各自独特的心理特点,世界上找不到两个人格完全一样的人。

2. **稳定性** 人格是稳定的,在行为中偶然发生的、一时性的心理特征,不能称为人格。人格的稳定性并不排除人格的可变性,由于人格是在后天环境的影响下逐渐形成,因此,会随着现实的多样和可变性而发生或多或少的变化。

3. **统合性** 人格是由许多心理特征组成的,它们相互联系、相互制约,组成一个有机整体,具有内在一致性,受自我意识调控。人格内在的统一,使人的内心世界、动机和行为之间保持和谐一致,这时人格健康,否则,会出现适应困难,甚至出现"分裂人格"。

4. **社会性** 人格既具有生物属性,还有社会属性。一个人的世界观、价值观、兴趣和爱好与后天环境的作用密不可分,人格的形成离不开社会环境的影响。如果一个人只有生物属性而脱离人类的社会实践活动,将不可能形成人格。

(三) 人格的结构

人格主要由人格心理倾向、人格心理特征和自我意识三部分构成。

1. **人格心理倾向** 是人格中的动力结构,是人格结构中最活跃的因素,是人进行活动的基本动力。主要体现在心理活动的选择性、对事物的态度体验及行为的积极性上,对心理活动有明显的影响。人格心理倾向主要包括需要、动机、兴趣等。

2. **人格心理特征** 是人格中的特征结构,是人格心理差异性的集中表现,是心理活动过程中表现出来的比较稳定的成分。它主要反映一个人的基本精神面貌,集中体现一个人心理活动的独特性,对人的言行举止有着显著的影响。人格心理特征主要包括能力、气质、性格三个方面,这三方面的结合,形成了人各自不同的特征。

3. **自我意识** 是人格结构中的内控系统或自控系统,是一个人对自己以及自己与他人关系的意识,是一个多维度、多层次的心理系统。自我意识具有自我认知、自我体验、自我控制3个子系统,其作用是对人格的各种成分进行调控,保证人格的完整、和谐和统一。

二、人格心理倾向

(一) 需要

1. **需要的概念** 需要是有机体内部的某种缺乏或不平衡状态,它表现出有机体的生存和发展对于客观条件的依赖性,是有机体活动的积极性源泉。

(1) 需要是有机体内部的不平衡状态:包括生理的和心理的不平衡。例如,血液中血糖成分的下降会产生饥饿求食的需要;社会秩序不好会产生安全的需要;孤独会产生交往的需要等。

(2) 需要是有机体对客观条件的依赖性引起的:需要总是指向能满足某种需要的对象或条件,即追求某种对象,并从对象中得到满足。没有对象,不指向任何事物的需要是不存在的。

(3) 需要是有机体行为动力的重要源泉:需要是有机体活动的基本动力,动力性是需要的根本特征。它促使人追求一定的目标,以行动求得自身的满足。同时,人的需要是在活动中不断产生和发展的,即在活动中需要不断地得到满足又不断地产生新的需要,从而使人的活动不断地向前发展。

2. **需要的分类** 人的需要是多种多样的,按照起源分为自然需要和社会需要,按照对象分为物质需要和精神需要。

（1）自然需要和社会需要：①自然需要是机体的本能需要，包括饮食、运动、呼吸、排泄、休息、睡眠、配偶等需要，因此，又称生理需要，为人和动物所共有。②社会需要是后天习得的需要，包括对劳动、交往、成就、奉献、求知、社会赞许等需要。它源于人类的社会生活，反映人类社会的要求，并随着社会生活条件的不同而有所不同。

（2）物质需要和精神需要：①物质需要是人对物质对象的需求，包括对自然产物和社会物品的需要，例如，对空气、阳光、服装、房屋等需要就是物质需要。②精神需要是人所特有的需要，包括对知识、文化、审美、道德、交往、创造等方面的需要。

3. 马斯洛需要层次理论　美国著名的人本主义心理学家马斯洛认为，人的需要由 5 个等级构成（图 2-7）。

马斯洛认为，这五种需要是与生俱来的，都是人最基本的需要，它们构成了不同的等级或水平，并成为激励和指引个体行为的力量。不同等级的需要相互联系，从低级需要到高级需要逐级上升，较高级的需要在较低级的需要得到满足之后出现。

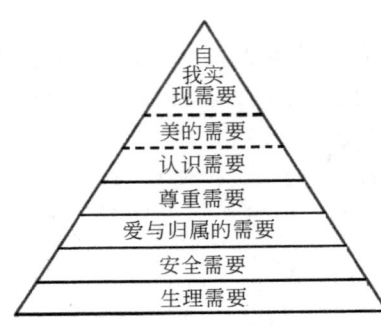

图 2-7　人类需要的层次

> **重点提示**
>
> 马斯洛把人类的需要看成是一个组织系统，并按优势出现的先后排列成一个系列，较系统地探讨了需要的性质、结构、发生、发展以及需要在人生中的作用，个体的生活环境对需要层次的发展也有影响，5 个等级只是一种一般的模式，实际上是有很多例外的。

（二）动机

1. 动机的概念　动机是激发和维持个体进行活动，并导致该活动朝向某一目标的心理倾向或动力。动机的特征有选择性和活动性，根据动机的选择性可以推测动机的方向和对象，根据动机的活动性可以推测动机的强度大小。

2. 动机的分类　按照起源可分为生物性动机和社会性动机，按照引起动机的原因可分为外部动机和内部动机。

（1）生物性动机和社会性动机：①生物性动机以有机体的生理需要为基础，例如，进食动机、睡眠动机和排泄动机。②社会性动机以社会性需求为基础，例如，成就动机、交往动机和学习动机。

（2）外部动机和内部动机：①外部动机是指行动的推动力，是外部因素引起的。例如，有的患者在医师的要求下才去康复训练。②内部动机是指人的行动出自本身的自我激发。例如，有的学生为了取得好成绩而努力学习。

3. 动机的功能

（1）激发功能：动机能激发有机体产生某种活动。例如，口渴者对水有关的刺激反应特别敏感，易激起寻觅活动。

（2）指向功能：动机使有机体的活动朝向一定的目标或对象。例如，一个学生想成为篮球运动员而经常去篮球场。

(3) 维持和调整功能：动机维持活动的目标，并调节活动的强度和持续时间。如果活动达到了目标，活动将被终止；否则，活动将被维持或调整。

4. 动机的冲突　在同一时间内，有一些性质和强度非常相似或相互矛盾的动机，使人难以取舍，即形成动机冲突。常见的动机冲突有以下3种类型。

(1) 双趋冲突：同时有两个具有同样吸引力的目标，引起同样程度的动机，两者必选其一所造成的心理冲突，如"鱼和熊掌不可兼得"。

(2) 双避冲突：同时面临两件不受欢迎或令人讨厌的事物，引起同样程度的逃避动机，只有接受一个才能避开另一个，这样的选择所产生的心理冲突。如"前遇悬崖，后有追兵"。

(3) 趋避冲突：指个体对同一事物或目标既向往又回避的矛盾心理所引起的心理冲突。如"想吃鱼又怕鱼刺"。

(三) 兴趣

1. 兴趣的概念　兴趣是指个体积极探究某种事物及爱好某种活动的心理倾向，表现为个体对某种事物的选择性态度和肯定的情绪体验。

2. 兴趣的种类　按照兴趣的内容分为物质兴趣和精神兴趣，按照兴趣指向的目标分为直接兴趣和间接兴趣。

(1) 物质兴趣和精神兴趣：物质兴趣主要是指人们对舒适的物质生活的渴望和追求。如华丽的服饰、高档的住房、豪华的汽车等。精神兴趣主要是指人们对精神生活的渴望和追求。如哲学、文学、艺术、体育等。

(2) 直接兴趣和间接兴趣：直接兴趣是指人们对活动过程的兴趣。如对看电影、打篮球等活动本身的兴趣。间接兴趣主要是指人们对活动过程所产生结果的兴趣。如一个护士对学习护理知识没什么兴趣，但对学好护理将来能做白衣天使感兴趣。

3. 兴趣的品质

(1) 兴趣的倾向性：是指一个人的兴趣所指向的是什么事物。人与人，由于年龄、环境、阶级属性不一样，兴趣的指向也存在很大的差异。如生活中对文学、对动物、对音乐感兴趣的人都有。

(2) 兴趣的广阔性：是指一个人的兴趣范围。兴趣的范围因人而异，有的人兴趣广泛，对许多事情都兴致勃勃，积极探索；有的人兴趣狭窄，对什么事情都没有热情，生活单调。兴趣的广阔性与一个人的知识面密切相关。

(3) 兴趣的持久性：是指兴趣持续的时间或稳定的程度，又称兴趣的稳定性。兴趣的持久性对一个人的学习和工作都很重要。只有稳定而持久的兴趣，才能促使人们深入钻研他们所感兴趣的事物，系统地掌握一门知识，取得事业的成功。

(4) 兴趣的效能性：是指兴趣对活动产生作用的大小。兴趣效能分积极和消极两种，凡是对社会进步和个人身心发展起推动作用的兴趣，就是具有积极效能的兴趣；反之，就是具有消极效能的兴趣。

三、人格心理特征

(一) 能力

1. 能力的概念　能力是人顺利地完成某种活动所必须具备的心理特征。能力总是和人的某种活动紧密相连并表现在活动中。

> **重点提示**
>
> 能力有实际能力和潜在能力两层含义。实际能力，即已经展现出来的能力；潜在能力，即尚未表现出来的能力，是通过学习、训练后发展起来的能力。潜在能力是实际能力形成的基础，实际能力是潜在能力的展现。

2. 能力的分类

(1) 一般能力：通常称为智力，是在许多基本活动中都表现出来，且各种活动都必须具备的能力。例如，观察力、记忆力、抽象概括力、想象力都属于一般能力。

(2) 特殊能力：是在某种专业活动中表现出来的能力。例如，工程师的机械操作能力、画家的色彩辨别能力、歌唱家的音乐表象能力等，这些能力对于完成相应的活动是必须具备的。

3. 能力发展与个体差异

(1) 能力发展：能力发展的一般趋势大致是从 3~12 岁，智力的发展与年龄的增长几乎是同步的，以后随着年龄的增长，智力的发展呈负加速变化，在 20 岁左右达到顶峰，并一直维持到 35 岁左右，之后智力开始缓慢下降，到 60 岁后智力开始迅速衰退。

(2) 能力的个体差异：主要表现在能力的水平、能力表现的早晚和能力结构等方面。例如，有人聪明，有人愚笨，这是能力水平上的差异。有人"少年早慧"，有人"大器晚成"，这是能力表现早晚的差异。有人长于想象，有人长于记忆，有人长于思维，这是能力结构方面的差异。

(二) 气质

1. 气质的概念　气质是一个人典型的、稳定的心理活动的动力特征。同我们通常所说的"性情""秉性"和"脾气"很近似。气质主要表现为心理过程的强度、心理过程的速度和稳定性、心理活动的指向性。气质具有明显的天赋性，较多地受神经系统先天特性的影响。

2. 气质的类型　古希腊著名医学家希波克拉底认为，人体有血液、黏液、黄胆汁、黑胆汁 4 种体液，并根据这四种体液的多寡将人的气质分为多血质、黏液质、胆汁质和抑郁质 4 种类型。前苏联生理学家巴甫洛夫的高级神经活动类型学说对气质形成的生理机制做了较为科学的解释。巴甫洛夫通过条件反射的实验研究发现，神经过程有 3 种基本特性，即强度、均衡性和灵活性，并根据神经过程的基本特性的不同组合，把人的高级神经活动分为 4 种类型，即活泼型、安静型、兴奋型和抑制型。这与希波克拉底提出的 4 种气质类型是吻合的，存在对应关系(表 2-1)。

3. 气质的意义

(1) 气质与价值观：气质不能决定人的智力水平和社会价值，它只能使人格带有一定的动力色彩。任何一种气质类型都有优点和缺点，就一个人的社会价值和成就来说，气质无好坏之分。

(2) 气质与职业选择：不同的职业对于从业者有着不同的要求。例如，护士需要敏锐的认知和细心，善于抑制自己的情绪等气质特点。选择气质特征合适的人员从事某项工作，可提高工作效率，减少失误。

(3) 气质与健康：不同的气质类型对身心健康有不同的影响。例如，胆汁质的人情绪不稳，易冲动，而抑郁质的人内心体验深刻，易伤感，均不利于身心健康。

表 2-1 气质类型、高级神经活动类型及行为表现特征

气质类型	高级神经活动类型	神经过程的基本特征 强度	神经过程的基本特征 均衡性	神经过程的基本特征 灵活性	行为特征
多血质	活泼型	强	均衡	灵活	活泼,好动,反应迅速,喜欢与人交往,注意力容易转移,兴趣容易变换,具有外向性
黏液质	安静型	强	均衡	不灵活	稳重,安静,反应缓慢,沉默寡言,情绪不易外露,注意稳定,善于忍耐,具有内向性
胆汁质	兴奋型	强	不均衡		急躁,直率,热情,情绪兴奋性高,容易冲动,心境变化剧烈,具有外向性
抑郁质	抑制性	弱			行动迟缓,孤僻,情绪体验深刻,感受性很高,善于觉察别人不易觉察的细节,具有内向性

> **重点提示**
>
> 气质在很大程度上是由遗传因素决定的,可塑性较小。在实际生活中,典型的某种气质类型是不多见的,多数人的气质类型是两种或多种气质的混合。在护理工作中针对不同气质类型的患者,要采取不同的护理措施。

(三) 性格

1. **性格的概念** 性格是指人对现实的态度和行为方式中所表现出来的比较稳定、具有核心意义的心理特征。

(1) 性格表现在一个人对现实的态度和他的行为方式中:人对现实稳定的态度和人的习惯化的行为方式是统一的。正是人对现实的态度和与之相应的行为方式的独特结合,构成了一个人的独特性格。

(2) 性格是一个人比较稳定的心理特征:人的性格不是一朝一夕形成的,但一经形成就比较稳定,并且表现在他的日常行动之中。人的一时性的、偶然性的表现不能代表他的性格特征。

(3) 性格是具有核心意义的心理特征:人格的差异主要不是表现为气质、能力的差异,而是表现为性格的差异。性格具有直接的社会价值,性格决定着能力的发展方向,性格可以改造气质。

> **重点提示**
>
> 性格反映了一个人的品德和世界观,在人格中具有核心的意义。性格是在社会生活实践中特别是儿童的早期生活经历中发展起来的,具有相当的稳定性。但是作为个体生活经历反映的性格特征,随着现实环境的变化,也能发生一定程度的改变。

2. 性格的特征

(1) 态度特征:是指人对待事物态度方面的性格特征,是性格最重要的组成部分。包括对社会、集体、他人、自己、工作、学习和劳动的态度。例如,诚实与虚伪,谦虚与自负等。

(2) 情绪特征:是指人们在情绪活动时在强度、稳定性、持续性以及稳定心境等方面表现出来的个别差异。如有的人行为受情绪影响较大,有的人则能够控制情绪。

(3) 意志特征:是指人对自己意志活动的自觉调节和调节水平方面的性格特征,受人的理想、信念和价值观的制约。如有的人沉着镇定、果断勇敢;有的人张皇失措、胆小怯懦等。

(4) 理智特征:是指人在感觉、知觉、记忆、思维和想象等认知方面的性格特征。如在解决问题时,有人倾向冒险,有人倾向保守;有人积极创新,有人墨守成规。

3. 性格的类型理论

(1) 功能优势学说:英国心理学家培因和法国心理学家李波依据智力、情绪、意志3种心理功能何者占优势,将性格划分为理智型、情绪型和意志型。理智型者处理问题深思熟虑,不感情用事;情绪型者不善于思考,感情用事;意志型者目标明确,行为主动。

(2) 内外倾向学说:瑞士心理学家荣格按照力比多的活动方向,将人的性格分为外向型和内向型。外向型表现为心理活动倾向于外部,对外部事物关注,为人开朗、活泼奔放、情感外露、做事当机立断、不拘小节、善于交际、独立性强;内向型表现为心理活动倾向于内部,表现为沉静、做事谨慎、深思熟虑、反应缓慢、适应环境比较困难、顾虑多、交际面窄、较孤僻。

(3) 独立顺从学说:美国心理学家威特金根据人的信息加工方式的不同提出了场依存、场独立学说,将人的性格分为独立型和顺从型。独立型的人有坚定的个人信念,善于思考,遇到紧急情况镇定自若,喜欢把自己的意志强加于人;顺从型的人从众,容易受人暗示,往往屈从于权势,总是听从别人的安排,不善于适应紧急情况。

四、自 我 意 识

(一) 自我意识的概念

自我意识是指个体对自己作为主体和客体存在的各方面的意识。它具有复杂的心理结构,是一个多维度、多层次的心理系统,担负着人的内心世界以及内部和外部世界之间的协调任务。

(二) 自我意识的结构

自我意识是由自我认知、自我体验和自我控制组成的自我调节系统,其作用是对人格的各种成分进行调控,保证人格的完整、统一、和谐。

1. 自我认知 是对自己的洞察和理解,是自我意识在认知上的表现,包括自我观察和自我评价。自我观察是指对自己的感知、思想和意向等方面的觉察。自我评价是指一个人对自己的想法、期望、品德、行为及人格特征的判断与评估。自我评价是自我调节的重要前提。对自己的评估过高或过低,都可能造成自己在人际关系方面的不适应。

2. 自我体验 是伴随自我认识而产生的内心体验,是以自我评价为基础的自我意识在情绪上的表现,包括自尊、自信、自爱、自卑、自傲、自我欣赏等。自我体验的调节作用可概括以下3个方面:第一,使认识内化为个人的需要和信念;第二,引起和维持行动;第三,制止自己的行为。

3. 自我控制 是实现自我意识调节的最后环节,是自我意识在意志上的表现,是个体的自觉过程。自我控制主要表现为个人对于自己行为的监督和调节使之达到自我的目标,包括自我监控、自我激励、自我教育等成分。

重点提示

> 自我意识是意识发展的最高阶段,是人类心理区别动物的显著特征。自我意识的心理内容包括生理自我、社会自我和心理自我。生理自我是个体对自己生理状态的意识;社会自我是个体对自己在社会关系中充当角色的意识;心理自我是个体对自我心理状态的意识。

讨论与思考

1. 案例一　1920年,在印度加尔各答的一个山村附近,一位牧师救下了2个由狼抚养长大的女孩,大的七八岁,起名为卡玛娜,活到了17岁;小的约2岁,不到1年后就死在了孤儿院里。卡玛娜不喜欢穿衣服,给她穿上衣服她就撕下来;用四肢爬行,白天睡觉,晚上出来活动;嗅觉特别灵敏,但怕火、光和水;不吃素食,喜欢吃生肉,而且吃的时候要把肉扔在地上才吃,不用手拿;牙齿特别尖利,耳朵还能抖动。她15岁时的智力水平大致相当于3岁半的儿童。

(1) 请说明心理的本质是什么?
(2) 试阐述人格形成和发展的影响因素。
(3) "狼孩"这一事例说明了什么?

2. 案例二　某医院有2位护士,在日常生活和工作中,护士甲常常表现为温柔、和顺;对事物观察敏锐,反应敏感,体验深刻,想象丰富;在活动中不敢表现自己,做事小心谨慎;工作表现很守纪律。而护士乙常常表现为动作迅速,精力充沛,热情洋溢;爱发脾气,情绪产生快而强,难以自制;理解问题常比别人快;活泼直率,粗心大意,坚持己见。

(1) 根据案例中所述特征,请判断甲、乙两位护士的气质类型。
(2) 结合日常生活经验,请分析两种气质类型的积极与消极因素。
(3) 针对这两种气质类型,在具体工作中如何进行有针对性的教育和管理?

(杨明荣　田禾丰　汪　冰)

第3章

心理应激与心理危机

学习要点
1. 心理应激的概念与过程
2. 常见的应激源及应对方式
3. 护理工作中应激的应对
4. 常见心理危机及干预技术

第一节 心理应激

一、心理应激的概念

应激,即心理应激,是个体"察觉"到环境刺激对生理、心理及社会系统负担过重时产生的全身性反应。应激的含义可概括为3个方面。

1. **应激是一种刺激物** 应激的来源十分广泛,包括躯体的、心理的、社会的和文化的4个方面,这些刺激物构成心理应激源。

2. **应激是一种反应** 应激是对不良刺激或应激情境的反应。心理学家塞里认为每一种疾病或有害刺激都会产生类似的反应,并将其命名为"一般适应综合征"。一般适应综合征分为3个阶段。

（1）警觉期:交感神经活动增强,体能迅速得到动员和补充,个体处于战备状态。

（2）抵抗期:此时继续发生神经生理变化,个体充分利用体内资源,采用各种防御手段,以应对紧急情况,使个体能适应环境的变化,从而避免受到伤害。

（3）耗竭期:当应激因素严重或持久存在时,机体会丧失所获得的抵抗能力而转入衰竭阶段,个体体内激素和重要微量元素耗尽,某些细胞和组织遭到破坏,若继续发展,将导致死亡。

3. **应激是应激源和应激反应的中间变量** 应激的发生与否不决定于特定的刺激或特定的反应,而是当个体察觉或估计到情境有威胁的时候才产生。因此,应激与个人的认知评价、应对方式、社会支持、个人经历和个性特征等因素有关,特别是认知评价被认为是应激的关键性因素。

二、心理应激的过程

当个体感知到外界存在的应激源带来的威胁时，个体所具有的心理、生理应对能力会被激活，以对抗应激源对机体的干扰，从而维持机体的稳态，这一动态的对抗过程就是应激过程。此过程包括应激源、中介机制、应激反应3部分（图3-1）。

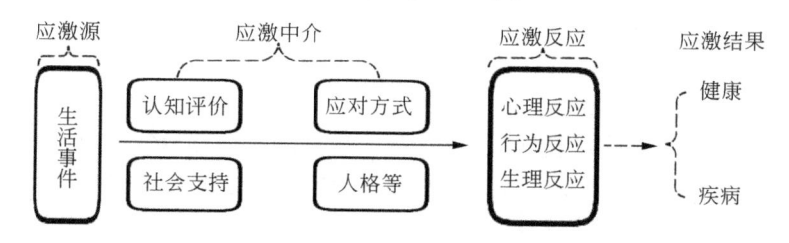

图 3-1 应激过程的心理模式

（一）应激源

1. **概念** 应激源是指个体能觉察到的具有威胁性的各种内外环境刺激，它能引起个体的稳态失衡，唤起适应性反应。

2. **常见应激源** 根据社会生活情况，将应激源分为以下几类。

（1）重大的应激性生活事件：生活事件是指生活中的重大变故，是个体难以适应的巨大变化，比如亲人亡故、遭遇意外事故、受伤或患病、离婚、失业、社会地位或社会关系网急剧变化等，还包括由于出国留学、搬迁移民等引起的环境变化。重大的生活事件除了即时影响外，还会引起后继的日常烦恼。

（2）日常生活中的困扰：生活中的应激事件更多的是影响轻微而又频繁的小困扰、小事件，比如劳累、失望、激动、生气、恐惧、抑郁、工作紧张、操心日常开支、交通拥挤、与人吵架等。日常麻烦带来的困扰会影响日常的情绪和躯体健康。

（3）与工作相关的应激源：指劳动环境中影响劳动者生理、心理稳态的各种情境或变化。包括劳动条件（气温、噪声、空间大小等）、工作负荷的大小、个人职业晋升的机会、竞争压力、同事间的人际关系等。

（4）环境应激源：自然环境的突然变化，如地震、洪水、风暴等和社会环境的意外与持续变动，如火灾、战争、政治变革等。

（二）中介机制

1. **心理中介机制** 应激源出现后，个体是否会对其做出防御和抵抗反应，取决于个体对应激源的觉察或认知评价。应激源的特点、个体的应对能力、个性特点、社会支持系统的大小、可利用资源等，都会影响个体对应激源的解释和判断，最终导致不同的应激反应。

2. **生理中介机制** 当应激源的信息被认知评价后，会通过神经系统、内分泌系统、免疫系统三者的协调反应，转化为生理系统的反应。神经、免疫、内分泌系统间存在着信息交流和互相影响的物质基础，神经、内分泌、免疫和凝血系统等均参与了应激反应。

> **重点提示**
>
> 应激源的强度不直接决定其对个体造成影响的程度,而是要通过中介机制的作用,中介机制会增强或减弱对个体所造成的影响。

(三)应激反应

1. 躯体性反应

(1)交感-肾上腺髓质系统:当机体处于应激状态时,中枢神经系统对应激信息进行接收、加工、整合,再传递至下丘脑,使交感-肾上腺髓质系统释放大量儿茶酚胺,引起肾上腺素和去甲肾上腺素分泌的增加,致使中枢神经兴奋性增高,从而引起心理、躯体和内脏的功能改变。

(2)下丘脑-腺垂体-靶腺轴:下丘脑肽能神经元分泌的神经肽调节着腺垂体的活动,而肽能神经元的活动又受到脑内神经递质和体液中性激素、肾上腺皮质激素与多种代谢产物的调节和控制,腺垂体起着上连中枢神经系统,下接靶腺的桥梁作用。肾上腺皮质是腺垂体的重要靶腺之一,在心理应激状态下,下丘脑、腺垂体、肾上腺皮质轴活动增强,同时抑制葡萄糖的消耗,从而使血糖水平升高。

(3)免疫系统:一方面神经系统直接支配胸腺、淋巴结、骨髓、脾等免疫器官,通过去甲肾上腺素、5-羟色胺等递质作用于免疫细胞上的受体;另一方面,下丘脑通过促肾上腺皮质激素并伴随β-内啡肽的分泌。促肾上腺皮质激素、内啡肽也可通过与淋巴细胞表面的受体结合而发挥调节作用;促肾上腺皮质激素还可通过皮质醇影响免疫功能。应激引起的交感、肾上腺系统兴奋可以伴有儿茶酚胺及阿片样物质的释放,作用于淋巴细胞受体。通过脑与免疫系统间的神经和体液的联系,可造成免疫系统的抑制,降低机体对抗感染、变态反应的能力。

2. 心理性反应

(1)情绪反应:面对应激时,个体最常见的情绪反应是焦虑、抑郁和恐惧。情绪反应通常与现实情境相关,当应激源消失后,情绪应激反应也消失,若应激源长期存在或持续变化,情绪反应也持续,个体会持续感到紧张和焦虑,也可能出现疲劳、抑郁、无助。

(2)认知性应激反应:应激状态下,个体的认知反应有两类,即积极的反应和消极的反应。如果个体经过自己的认知评价,判断出应激源是短期的、可以预期、可以控制的,个体会做出积极的应激,大脑皮质得到适度的唤醒,注意集中,思维活跃,个体能正确评价自己及应激源,正确选择应对策略,发挥自身潜能,有效应对应激,从而保护自身。如果个体认为应激源具有灾难化的性质,就会引发消极应激反应,个体会发生过度的生理唤醒和情绪唤醒,导致自我评价、注意力水平、回忆能力的下降,个体往往不能正确判断情境和自己的行为后果,无法选择正确的应对方法,有时会导致灾难性的后果。

3. 行为性反应 面对应激,个体经过评价会做出或"战"或"逃"的判断。"战"是指个体认为自己有能力解决困难而积极思索解决办法,努力应对,也可能会因愤怒采取攻击行为,将愤怒导向人或物。而"逃"是指个体自认无力面对困境时表现的回避行为,可能会采取远离应激源的行为,也可能会用饮酒、滥用毒品等来缓解压力。

三、心理应激的应对

(一) 问题集中性应对

1. 事先应对　个体通过事先学习,掌握一些技巧来应对未来可能出现的应激情境,比如,火灾、地震等灾难来临时的逃生技巧。个体要多掌握相关的信息,并制订行动计划,通过练习或实践预演反应,熟悉应对方法。另外,个体可以学习自我调节的方法,以便有效地阻断应激反应,减轻个体压力。

2. 寻求社会支持　支持系统会缓冲外界对个体的不良影响,是应激过程中个体"可利用的外部资源"。当个体遇到不幸或处于危难时,家庭、亲朋、同事会给予个体建议或物质援助,帮助个体解决问题;同时给予个体关怀、鼓励,帮助个体维持信念,坚定战胜困难的决心。

(二) 情绪集中性应对

1. 防御机制　短期内可以缓解个体的心理压力,起到保护个体的作用,但是它是通过将情感和知觉加以歪曲来降低应激的,并未消除应激源,如果过度使用,会使得个体不能适应环境。

(1) 压抑:指个体把不能被意识所接受的念头、情感抑制到潜意识里去,防止这些念头干扰自己的心境,这是心理防御机制的最根本的方式。

(2) 退行:当个体遇到挫折时,放弃成熟的行为模式,而采用幼稚的方式应对环境。比如,成年人做错事后吐舌头,伤心时会哭泣,以减轻内心的不安与焦虑。

(3) 转移:由于能力或条件所限,个体无法将情绪直接指向应激源时,会将情绪、态度、行为等转移到另一个替代对象身上。比如,和别人吵架后,感觉压抑,摔东西发泄情绪。

(4) 合理化:当个体遭受挫折时,会以各种理由为自己辩解,从而达到心理平衡,摆脱痛苦。如"酸葡萄效应""甜柠檬效应"。

(5) 反向:由于社会规范的约束,潜意识的欲望不能直接表达出来,可能会用相反的方式表现出来。如个体对内心憎恨的对象过分热情。

(6) 否认:当个体难以接受应激事件所带来的痛苦时,个体否认事实的存在,当作未发生,以减轻心理负担,比如,癌症患者怀疑医师的诊断。

(7) 升华:将不被社会接受的动机、欲望导向能被社会接受认可的目标和方向上去。比如,将嫉妒别人转化成自己前进的动力。

(8) 幽默:可以打破窘境,改变困难局面,是一种积极、成熟的行为防御机制。

2. 改变认知　应激的产生依赖于个体对事件的解释、评价,因此,可以改变个体的认知评价以降低应激压力。个体要学会辩证地看待事物,多思考关注事件的积极方面,分散对消极因素的关注,事件对个体的威胁性会降低,应激压力得到缓解。

> **重点提示**
>
> 问题集中性应对是直接指向应激源的,伴随着问题的解决,个体相应的心理、生理反应也会得到缓解,是治本的方法;情绪集中性应对对应激源不产生影响,而是着重个体的负性情绪的缓解,是治标的方法。

第二节 护理工作中的应激问题

一、护理工作中常见的应激源

(一)来自工作环境、工作要求的应激源

1. 工作环境 医院是病菌最集中的地方,而护士是最直接和最密切接触病菌的一线人员,存在被感染的危险,生命安全时刻受到威胁;而且,在护理工作中,护士每天要面对患者的病容、呻吟、异味等负性刺激,还经常会接受濒死状态和死亡现象的刺激,这些都会给护士带来不快的感觉,造成心理压力。

2. 工作要求 护士的工作涉及患者的健康及生命安全,而患者的病情又是变化多端的,急救和突发事件多,可控制性和可预测性低,因此,护士必须时刻保持警惕,及时观察病情并迅速做出护理处理,护士长期处于精神紧张状态,易造成心力和体力的疲惫。

(二)来自护士自身方面的应激源

1. 工作负荷加重,体力和脑力透支 现代社会对护士的要求增高,护士的工作负荷加重,护理不再是单纯的执行医嘱,而是需要付出更多的精力,为患者提供生理、心理、社会的全面照顾。护理工作烦琐、劳动强度大,而护士数量又短缺,致使护士频繁倒班、加班,搅乱了正常生理节律,透支脑力和体力。

2. 多角色的冲突 个体在社会中往往同时扮演多种角色,存在多种角色之间的转换,处理不好易造成角色冲突或混乱。护士多数为女性,在家庭中承担着母亲和妻子的双重角色,教育子女、承担家务劳动等,而在工作中又担任员工的角色,工作要求多,制度严格,需要平衡工作和家庭的双重需要,容易产生角色冲突,工作中的负面感受有时会影响家庭生活的和谐气氛,而家庭的冲突也会影响工作效率。

3. 职业发展的需要 护士在工作中升迁机会少,抱负在现实中受挫,对未来不乐观。而医疗、护理技术的不断进步,各种新的诊疗手段层出不穷,又迫使护士在完成紧张的工作之余,还要努力学习,更新知识,掌握必要的护理技能,以免遭到淘汰,这些都会加重护士心理负荷。

(三)来自患者方面的应激源

由于生理上、心理上的病痛折磨,患者会产生诸多的负性情绪,并常常转移到护士身上,以宣泄心理压力,甚至有些患者家属,由于医疗纠纷得不到满意的解决,会将矛头指向护士,这些都给护士增加了潜在的应激源。

(四)来自人际关系方面的应激源

由于竞争机制的引入,职位竞争加剧,职业危机感加重,个体怕被解聘失业、被淘汰、不受重用,因而每个护士都积极表现,同事间竞争加剧,易引起矛盾冲突。另外,有些医师存在对护理工作的职业和性别偏见,也会导致人际冲突。

> **重点提示**
>
> 护理工作应激是指护理工作中的各种需求与护士的生理、心理素质不相适应的一种心身失衡状态。护理工作中的应激受到很多因素的影响,但主要与护理工作的性质、工作内容以及与此相适应的个人技能、素质等紧密相关。

二、应激对护士心身健康的影响

(一)生理方面

1. 对心血管功能的影响　由于交感神经-肾上腺髓质反应增强,体内儿茶酚胺增多,使心肌收缩能力增强,心率加快,心排血量增加,外周血管、中心容量血管和脾收缩,从而维持了有效循环血量,增强了心血管的代偿功能,有利于保护个体。但若应激状态持续存在,个体反应过度,心肌负荷加重,耗氧增加,易诱发心血管功能失常。

2. 对各脏器血流灌注的影响　应激反应会使部分血管收缩,导致部分组织和器官血流减少,以维持重要脏器的血流灌注,但应激反应持续过久或过于强烈,就会引起肾、胃肠道及肝等器官的缺血与缺氧性损害。肾血管持续收缩可造成肾小球与肾小管坏死,导致急性肾衰竭;胃肠道黏膜缺血受胃酸侵袭,会引发应激性溃疡,长时间胃肠供血不足,损害了肠道黏膜屏障,使细菌毒素易于侵入血液,可以引发多脏器衰竭。

3. 对呼吸系统功能的影响　应激状态下,全身耗氧量增高,肺动脉压升高,肺毛细血管通透性增高,血液凝固性增高,易导致急性呼吸窘迫综合征。

(二)心理方面

1. 面对工作应激,个体最可能产生的后果就是对工作现状的不满,失去工作积极性,感到压力很大,体会不到快乐,易产生焦虑、紧张、厌烦等不良情绪。

2. 个体丧失信心,自我效能感降低,即使自己力所能及的事情也觉得难以完成,人际关系会恶化。

3. 长期工作应激还能引起个体的行为改变,如导致大量吸烟、酗酒、滥用药物甚至吸毒等。

三、护理工作中应激的处理

为了维护护士的身心健康,针对常见的应激源,可采用以下措施。

1. 增强体质　应激要消耗体力,因此,要保证体力充沛,学会劳逸结合,保证充足的休息,参加锻炼,增强体质。

2. 调节饮食　有研究表明,食用含有大量酪氨酸的高蛋白食物可明显提高个体对应激状态的耐受力,维生素、微量元素 Zn 对个体在应激反应的调节作用中也起一定的作用。

3. 调整心态　护士要关心自己的心理健康状况,自觉学习心理卫生保健知识,学会自我调节的方法,保持健康的躯体和良好的精神状态。

4. 提高专业技能　掌握专业知识和技能,提高自身的能力,能有效地处理工作中的难题,增强应对突发事件的信心,减少应激的产生。

5. 利用个人支持系统　强有力的个体支持系统是无可比拟的抚慰心理创伤的良药,家人之间、朋友之间的相互关心、相互安慰都是疏散精神压力的良方。护士应学会充分利用支持资源，获得家人、朋友的理解和支持。

6. **学会沟通技巧，创建和谐人际关系** 护士要掌握人际沟通的技巧，协调同事关系，在处理问题过程中，避免相互指责、猜测，应相互理解。同时，可以组成互助小组，交流工作经验，宣泄心理压抑，创造和谐融洽的工作环境。

7. **其他** 健全医疗纠纷解决机制，完善社会支持系统，减少护患冲突。

第三节 心理危机的干预

一、心理危机干预的概念

1. **心理危机的概念** 当个体遭遇重大问题或变化时，平衡就会打破，个体处于心理应激状态。经过认知评价，个体意识到所发生的事情超过了自己的应付能力，会感到难以应对，内心的紧张会不断积蓄，继而出现无所适从甚至思维和行为的紊乱，这就是心理危机，也称应激障碍。

2. **心理危机干预的概念** 心理危机干预就是给应激障碍患者或处于紊乱状态的个体提供及时的帮助，迅速满足个体当前需要，以减轻应激后果，使应激者生理、心理和社会功能尽快地、最大限度地恢复到危机前水平。

二、心理危机的常见原因

1. **发展性危机** 是指个体成长发展过程中常会出现的心理危机。人的生命周期包括多个阶段，每个阶段都有一定的成长目标，当个体从一个阶段进入下一个阶段时，生活会产生重大的改变，或者某一阶段出现了一定的生活事件，这些都会影响正常的心理发展，阻碍成长目标的实现，导致危机的出现。

2. **境遇性危机** 意外灾难、重大事故、破产失业、突然的疾病和死亡威胁等，是个体无法预测和控制的生活事件，具有突然性、随机性、强烈性、震撼性、灾难性及持续时间短暂等特点，往往引发严重的心理危机。

3. **存在性危机** 是指伴随人生的重要问题而出现的内部冲突和焦虑。如个体失去了行动能力，对自己的未来感到渺茫，不知所措。存在性危机既可以是以现实为基础，也可以出现在对过去事情的追忆中，还可以是一种压倒性的、持续的感觉。

4. **特殊危机** 包括创伤后应激障碍、自杀、性暴力、家庭暴力、公共场所暴力、成瘾危机、丧失亲人、绑架、人质危机等。

> **重点提示**
>
> 危机事件的特点、个体的生理特点、心理因素及个体的应对技巧等也是影响心理危机的重要因素。可预期的或短期发生的应激源造成的影响比长期的或不可预期的应激源产生的影响要小。

三、心理危机的分类

1. 急性应激障碍　由急剧、严重的精神打击引起。个体在受刺激后若干分钟至若干小时发病，表现为强烈的恐惧及精神运动性兴奋，行为有一定的盲目性；或为精神运动性抑制，甚至木僵。如果应激源被消除，症状往往历时短暂，一般持续数小时至1周，预后良好，通常在1个月内缓解。

2. 创伤后应激障碍　由异乎寻常的威胁性或灾难性心理创伤引发，症状往往延迟出现（即在遭受创伤后数日至数月后出现，少数6个月后出现），精神障碍长期持续。主要表现为：①反复出现闯入性的创伤性体验、梦境，或因面临与刺激相似或有关的境遇，而感到痛苦和不由自主地反复回想；②持续的警觉性增高和回避；③对创伤性经历的选择性遗忘及对未来失去信心。

3. 适应障碍　由于长期存在应激源或困难处境，加上个体有一定的人格缺陷，个体产生以烦恼、抑郁等为主的情感障碍，同时有适应不良的行为障碍或生理功能障碍，并且社会功能受损。适应障碍病程往往较长，但一般不超过6个月。通常在应激性事件或生活改变发生后1个月内起病。随着事过境迁，刺激的消除或者经过调整形成了新的适应，精神障碍随之缓解。

四、心理危机的干预

心理危机干预的主要目的有两个，一是避免自伤或伤及他人，二是恢复心理平衡与动力。危机干预主要采用支持和干预两种技术。

（一）支持技术

支持技术的目的在于尽可能地解决求助者当前面临的情绪危机，使求助者的情绪得以稳定；可以使用诱导表达内心积郁的方法，让求助者发泄，并在此基础上给予同情、解释、保证等，树立其信心。另外，还要帮助个体了解可以采用的应对方式，帮助获得新的信息或知识。

> **重点提示**
>
> 危机干预前，医护人员应该从求助者那里得到诚实、直接和适当的承诺。帮助患者向自己承诺采取确定的、积极的行动步骤，这些行动步骤必须是求助者自己的、从实现的角度看是可以完成的或是可以接受的。

（二）干预技术

1. 危机干预的方法

（1）陪伴：对于刚刚接受巨大心理创伤的人而言，有时候无言的陪伴比千言万语更管用，让他在无助中感到你是最关心他的，这就是最大的心理支持。

（2）倾听：是一种无条件接纳，理解和接纳他的痛苦，让他对你述说出心中的悲伤和痛苦，放开发泄，就如同将心里的悲情疏散出来。

（3）利用肢体语言：在痛苦中的人，通常暂时听不进去别人的安慰，但对一些肢体语言却能感知，比如用眼神告诉他，你和他在一起。

（4）帮助患者安排规律的生活：危机产生后，医护人员应帮助患者尽快地恢复原来的生活秩序，最好充分休息一段时间。规律而正常的生活作息有助于内心恢复平静。

（5）帮助患者寻求支持力量：帮助患者寻找支持能源，鼓励患者将自己的难过感觉告诉家人、亲戚或朋友，以获得精神支持与力量。亲情与友情的温暖，会让患者觉得舒服些。

2. 危机干预的实施步骤

（1）评估阶段：评估是干预的基础和前提，只有准确评估才能对症下药。评估内容包括确定危机的严重程度，确定求助者目前的情绪状态，确定可变通的应对方式、应付机制、支持系统或对求助者而言切实可行的其他资源等。

（2）制订干预计划：首先，医护人员必须非常迅速地从患者的角度确定引发危机的核心问题是什么，并根据评估和分析，提出各种可供选择的解决问题的方案，罗列并澄清各种方案的利弊及可行性，通过协商选择最可取的方案，帮助患者做出现实的短期计划，并确定方案的具体步骤，方案要有具体可操作的目标，以便执行、评价方案。

（3）实施阶段：通过消除应激源，改变患者所处的环境，或者帮助患者尽快脱离灾难现场或创伤情景，尽快脱离危险，从而缓解患者的创伤性体验，加速症状消失。医护人员要以共情、接受、关心的方式，给患者以心理支持，采取心理治疗或药物治疗的方法，帮助患者度过心理危机。在治疗过程中，要注意调动患者的积极性，发挥其应对能力，遵循干预计划，帮助患者学会应对技巧，树立康复信心，逐步适应环境。

（4）评价结束阶段：医护人员与患者共同评价治疗的效果，判断是否达到预期的目标。①患者没有发生自杀自伤、冲动伤人行为，未发生跌伤、走失的后果。②患者的生理需要得到满足，患者能正确认识和处理应激事件。③患者学会了调整和控制情绪的技巧方法，能适应环境的变化。

> **重点提示**
>
> 心理干预要注意调动患者的主观能动性，及时发现、唤醒患者自身的应对潜能，教会患者有效的应对技巧。如果危机被积极地解决，可以结束治疗关系。如果问题得不到有效解决，应及时转诊，并加倍防护，防止意外发生。

讨论与思考

1. 案例一　患者，男，63岁。患有高血压、心脏病等疾病，退休后在家有妻子细心照顾。6个月前老伴突然脑出血去世，患者觉得生活没有了依靠，虽然有收入，但感觉很孤独。平时经常自己坐着发呆，不知道干些什么，对晚辈的事不像过去那样关心了。在子女的陪同下来到医院。

（1）分析患者出现的心理危机的类型及原因。

（2）为什么该案例中患者会出现心理危机？

2. 案例二　患者，女，35岁。持续患病9个月才来看病，平时主要表现为情绪悲观、兴趣低下，由于没有工作，加上丈夫失业，家庭经济负担重，没有经济来源养家糊口，小孩又要读书，觉得自己没有能力，所以心情不好，对什么事都不感兴趣，变得沉默，不想讲话，全身没有力气，觉得前途渺茫，睡眠不好，常不由自主地有轻生的念头。

（1）为什么在长期的精神压力下，个体会出现躯体症状？

（2）分析案例，并说出进行心理危机干预的技术要点。

（田禾丰　杨明荣）

第 4 章

心理评估与心理治疗

学习要点
1. 心理评估的概念、方法
2. 常用的心理测验量表
3. 心理咨询的技术及程序
4. 心理治疗的常用方法

第一节 心理评估

一、心理评估概述

(一)心理评估的概念

心理评估是运用心理学的理论、方法和工具,对个体的某一心理现象或行为做全面、系统和深入的客观描述,并进行分类、鉴别和诊断的过程。心理评估的方法主要有观察法、调查法、实验法和测验法。

(二)心理评估的方法

1. 观察法 观察者通过对个体的可观察的行为,如言语、表情、动作,进行有计划、有目的、系统的观察和记录,然后做出评估的方法。

2. 调查法 是指通过口头或书面提问的方式,要求个体就某个或某些问题回答自己的想法,收集个体历史和现状的有关资料,然后进行评估的方法。常用的调查法有访谈法和问卷法。

(1)访谈法:通过与个体面对面的交谈,了解其心理信息,同时观察其在交谈时的行为反应,捕捉言外之意,以补充和验证言语沟通中所获得的资料加以描述或者等级记录,进行分析研究的方法。访谈法简单、方便,能较快获得结果,但有些个体不习惯面对面,会导致收集的资料不真实。

(2)问卷法:利用事先编制好的问卷,由被调查者在问卷上作答,收集有关资料进行评估的方法。问卷法简便易行,信息量大,但被调查者的主观因素和环境因素会影响调查结果的真实性。

3. 实验法　是指在严格控制的条件下,对某一心理现象或行为进行客观的测量,获得数量化记录的方法。但是,这种方法对客观条件的要求比较高,通常作为临床工作中辅助的评估方法。

4. 测验法　是指在标准情景下,使用标准化的心理测验工具,对人的心理和行为进行标准化测量的方法。心理测验可以为鉴定和评价人们的心理健康状况提供科学的信息。在临床中常用的心理测验有以下几种。

(1)能力测验:包括智力测验、特殊能力测验、心理发展量表、适应行为量表等。

(2)人格测验:是用来测量个性心理特征中除了能力以外的所有个性特点的。人格测验方法中最常用的是问卷法和投射法。

(3)神经心理测验:用于评估正常人和脑损伤患者脑功能状态的心理测验。脑损伤的定位诊断在脑功能的诊断及脑损伤的康复与疗效评估方面发挥作用。

(4)评定量表:是对自己主观感受或对他人行为的客观观察进行量化描述的方法。常用的评定量表有90项症状自评量表(SCL-90)、抑郁自评量表(SDS)、焦虑自评量表(SAS)、A型行为评定量表等。

> **重点提示**
>
> 心理测验是心理评估中最常用的方法之一,其评估过程客观、结果准确,适用范围较广,因此,临床评估中较为常用,但是心理测验只是一种辅助手段,不可作为诊断的唯一依据。

二、心理评估的条件

(一)心理评估者的条件

1. 专业知识　心理评估者要经过严格的心理培训,具备基础的心理学知识,较好地掌握心理评估目标的规律、表现形式与疾病和健康的关系等知识,还要熟练地掌握各种心理评估理论和施测技术。

2. 心理素质　心理评估者要有良好的观察能力、清晰的自我认识、健康的人格,能尊重、理解被评估者,懂得人际交往的技术,能较快地与被评估者建立融洽的关系,使得评估能正确顺利地实施。

3. 职业道德　心理评估工作涉及被评估者切身利益及隐私,评估者要负有社会责任,对待评估工作应持严肃、认真、科学、谨慎的态度,同时要注意尊重并保护被评估者的隐私。

> **重点提示**
>
> 心理评估是一项专业性极强的工作,心理评估者不仅要有心理评估理论知识和技术,还要有与各种年龄、教育水平、职业性质、社会地位的人交往的经验。同时,心理评估者还应当具备精神病学知识,能够及时鉴别正常和异常的心理现象。

(二)对评估工具的要求

1. 标准化　为了准确地评估个体的心理属性,就要保证测验情境对所有人都是相似的,以控制评估工具的误差。心理评估要选择标准化的测验,才能获取有效信息。

2. 信度　是指测验的可靠程度或稳定性。经过标准化的测验,信度较高。不同的测验目标,信度要求不一样,一般人格测验达 0.70 即可,而智力测验需要达到 0.80 以上。

3. 效度　是指测验是否反映了所要测量的品质,如智力测验测得的结果是否真正代表了智力水平。

(三) 其他要求

1. 评估环境　应保持安静、舒适、安全,通风、采光良好,温度、湿度适宜,保密性好。
2. 被评估者　要有合理的评估动机,评估时自愿合作,有良好的心身状态,意识清醒,能掌控自己的情绪和行为表现,理性地对待评估内容和结果。

三、心 理 测 验

(一) 韦氏智力测验

韦氏智力测验是由美国心理学家韦克斯勒编制的,测验包括幼儿智力量表、儿童智力量表和成人智力量表,适用的年龄范围可从幼儿直到老年人(4.5~64 岁)。韦氏智力量表分为言语和操作两个分量表。言语分量表评价与言语发展有关的智力水平;操作量表评价与空间知觉有关的智力(表 4-1)。

表 4-1　韦克斯勒智力量表智商分布

智力等级	智商(IQ)	人群中理论分布(%)
极优秀	130 以上	2.2
优秀	120~129	6.7
中上	110~119	16.1
中等	90~109	50.0
中下	80~89	16.1
边缘(临界)	70~79	6.7
智力发育迟缓	69 以下	2.2

> **重点提示**
>
> 评估者可以把个体所得的分数同常模进行比较,评估个体在同龄人人群中的相对水平及其特征,也可以分析其智力结构特点。某些分量表还可以用于鉴别脑器质性和功能性障碍,具有临床意义。

(二) 艾森克人格问卷

艾森克人格问卷(EPQ)是英国心理学家艾森克编制的。EPQ 由 3 个人格维度和 1 个效度量表构成,即内向—外向(E)、精神质(P)、神经质(N)和掩饰量表(L),各个分量表的意义如下(附录 B)。

1. 内外向　E 因素与中枢神经系统的兴奋、抑制强度有关。E 分数高的人性格外向,表现为好交际、健谈,渴望寻求刺激和冒险,回答问题不假思索,乐观、好动。E 分数低的人性格内向,表现为安静,不喜欢过多交往,富于内省,不喜欢刺激、冒险,偏保守,情绪比较稳定。

2. 神经质　N因素与自主神经系统的稳定性有关。N分数高的人情绪不稳定,常表现出高焦虑、忧心忡忡,易激动,对各种刺激反应强烈,易感情用事。N分数低的人情绪稳定,反应缓慢且轻微,容易平静,善于自控,稳重,性情温和,不易焦虑。

3. 精神质　P为精神质,与某些易发展为行为异常的心理特质有关。具有突出精神质的人性情孤僻,对他人不关心,缺乏同情心,常表现出攻击性。如果是儿童,则表现为古怪、孤僻,对同伴和动物缺乏同情心,不关心人等。

4. 测谎量表　L为后来加进去的效度量表,用以测定掩饰、假托或自身隐蔽倾向,或者测定其社会性朴实幼稚的水平。高分表示掩饰、隐瞒。

EPQ结果采用标准T分表示,根据各维度T分高低判断人格倾向和特征。将N维度和E维度组合,进一步分出外向稳定(多血质)、外向不稳定(胆汁质)、内向稳定(黏液质)、内向不稳定(抑郁质)4种气质类型,各型之间还有混合型气质(图4-1)。

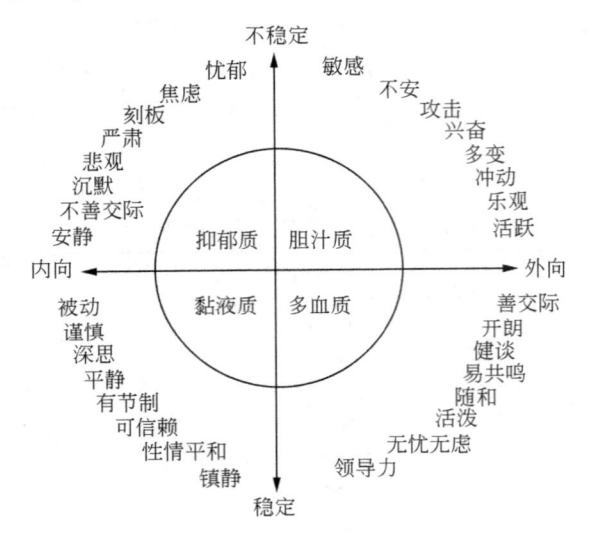

图 4-1　艾森克人格维度

(三) 症状自评量表(SCL-90)

SCL-90共计90个题目,包括9个因子,能从感觉、情感、思维、意识、行为直至生活习惯、人际关系、饮食睡眠等多种角度,评定一个人是否有某种心理症状及其严重程度(附录C)。

1. 躯体化　题号为1、4、12、27、40、42、48、49、52、53、56、58,共12项,主要反映身体不适感。

2. 强迫症状　题号为3、9、10、28、38、45、46、51、55、65,共10项,主要指那些明知没有必要,但又无法摆脱的无意义的思想、冲动和行为。

3. 人际关系敏感　题号为6、21、34、36、37、41、61、69、73,共9项,主要是指某些人际的不自在与自卑感。

4. 抑郁　题号为5、14、15、20、22、26、29、30、31、32、54、71、79,共13项,主要反映抑郁症状。

5. 焦虑　题号为2、17、23、33、39、57、72、78、80、86,共10项,主要反映焦虑症状。

6. 敌对　题号为 11、24、63、67、74、81,共 6 项,主要反映敌对的表现。
7. 恐怖　题号为 13、25、47、50、70、75、82,共 7 项,主要反映恐怖症状。
8. 偏执　题号为 8、18、43、68、76、83,共 6 项,主要反映猜疑和妄想。
9. 精神病性　题号为 7、16、35、62、77、84、85、87、88、90,共 10 项,主要反映幻听、被控制感等精神分裂症症状。
10. 其他　题号为 19、44、59、60、64、66、89,共 7 项,主要反映睡眠和饮食情况。据总分、阳性项目数、因子分评分结果,判定是否有阳性症状,或是否需进一步检查。因子分越高,反映症状越多,心身障碍越明显。

(四)抑郁自评量表(SDS)

抑郁自评量表(SDS)是美国 Zung 于 1965 年编制而成的。量表操作方便、易于掌握,能有效地反映有无抑郁症状及其严重程度和治疗中的变化。该量表共有 20 个项目,采取 4 级评分,评定时间为最近 1 周内,由患者按照量表说明进行自我评定(附录 D)。

自评结束后将所有项目得分相加,即得到总分。总分超过 41 分可考虑筛查阳性,即可能有抑郁存在,需要进一步检查。抑郁严重指数=总分/80。指数范围为 0.25~1.0,指数越高,反映抑郁程度越重。

(五)焦虑自评量表(SAS)

焦虑自评量表(SAS)是由 Zung 于 1971 年编制而成的,此量表用于评定有无焦虑症状及其严重程度,能较准确地反映有焦虑倾向的精神患者的主观感受。适用于有焦虑症状的成年人。SAS 共 20 个项目,采取 4 级评分,评定时间为最近 1 周内,由患者按量表说明进行自我评定(附录 E)。

自评结束后将所有项目得分相加,即得到总分。总分超过 40 分可考虑筛查阳性,即可能有焦虑存在,需进一步检查。分数越高,反映焦虑程度越重。

(六)A 型行为类型问卷

该问卷由 60 个条目组成,包括 3 部分:TH 反映时间匆忙感,时间紧迫感和做事快等特征;CH 反映争强好胜、敌意和缺乏耐性等特征;L 为回答真实性检测题。患者根据自己的实际情况填写问卷,符合时回答"是",不符合时回答"否"(附录 F)。

1. 评分指标

(1)L 分:8、20、24、43、56"是"计 1 分;13、33、37、48、52"否"计 1 分,将该 10 题评分累加即得 L 分。若≥7,反映回答不真实,答卷无效。

(2)TH 分:2、3、6、7、10、11、19、21、22、26、29、34、38、40、42、44、46、50、53、55、58"是"计 1 分;14、16、30、54"否"计 1 分,将该 25 题评分累加即得 TH 分。

(3)CH 分:1、5、9、12、15、17、23、25、27、28、31、32、35、39、41、47、57、59、60"是"计 1 分;4、18、36、45、49、51"否"计 1 分。将该 25 题评分累加即得 CH 分。

2. 结果分析　将 TH 分与 CH 分相加,即得行为总分。行为总分高于 36 分时视为具有 A 型行为特征;行为总分在 28~35 分时,视为中间偏 A 型行为特征;行为总分低于 18 分时视为具有 B 型行为特征;行为总分在 19~26 分时,视为中间偏 B 型行为特征;行为总分为 27 分时视为极端中间型行为特征。

(七)护士用住院患者观察量表

该量表是由 Honigteld 等人于 1965 年编制,主要用于评定住院成年精神患者和老年痴呆患者的生活、行为和情绪等方面的状况,包括30项和80项两种版本(附录G)。每一次评定应由两名护士同时分别评定,记分时将两位评定者的各项评分相加,如果只有一名护士评定,则其结果应当乘以2。评定时应根据患者最近3d(或1周)的情况评分。评定分3次,在治疗前、治疗后3周和治疗后6周各评分1次。评分为0~4分5级评分(第1~30项),记0分、1分、2分、3分、4分,分别表示"无""有时有""常常有""经常有""一直是"。此外,有两个附加项目,第31项"病情严重程度"和第32项"与治疗前比较",这两项由被评估者根据自己的经验,按1~7分7级评分。

该量表包括社会能力、社会兴趣、个人整洁、激惹、精神病、退缩、抑郁7个因子;总分包括积极因素分即社会能力分、社会兴趣分和个人整洁分之和,消极因素分为激惹分、精神病分和抑郁分之和;病情估计分等于128加上积极因素分减去消极因素分,分数越高,说明病情越轻;分数越低,说明病情越重。

(八)生活事件量表(LES)

1988年,杨德森、张亚林教授编制了中国人生活事件量表(附录H),此量表由48条较常见的生活事件组成,包括3个方面的问题:家庭生活(28条),工作学习(13条),社交及其他(7条)。另有2条空白项目,供患者填写已经经历而表中并未列出的某些事件。

LES是自评量表,影响程度按5级评分,从毫无影响到影响极重分别记0分、1分、2分、3分、4分。影响持续时间分3个月内、6个月内、1年内、1年以上共4个等级,分别记1分、2分、3分、4分。

统计指标为生活事件刺激量,计算方法如下。

单项事件刺激量=该事件影响程度分×该事件持续时间分×该事件发生次数

正性事件刺激量=全部好事刺激量之和

负性事件刺激量=全部坏事刺激量之和

生活事件总刺激量=正性事件刺激量+负性事件刺激量

生活事件刺激量越高反映个体承受的精神压力越大。95%的正常人1年内总分不超过20分;99%不超过32分。

> **重点提示**
>
> 自评量表测量的是个体对自己在一段时间内感觉到的症状的严重与否,测验结果受施测时个体身心状态的影响,所以在量表分数的解释上应该慎重。

第二节 心 理 咨 询

一、心理咨询概述

(一)心理咨询概念

心理咨询是在良好的人际关系基础上,运用心理学的理论和方法,通过解决求助者的心理问题,来维护和增进其身心健康,促进个性发展和潜能开发的过程。

心理咨询不是帮助求助者解决具体的生活问题,而是通过启发、引导,让求助者意识到自己心理症结的原因,学会运用自己的心理潜能,解决心理问题,从而达到心理成长的目的。

(二)心理咨询的原则

1. 保密性原则　心理咨询工作中的有关信息,包括个案记录、测验资料、信件、录音、录像和其他资料均属于专业信息,应严密保存。

2. 价值中立原则　咨询师对求助者的语言、行动和情绪等要充分理解,不得以道德的眼光批判对错,应保持价值的中立。

3. 积极心态培养原则　咨询的主要目的是帮助求助者分析问题的所在,培养求助者积极的心态,促进其心理成长,学会处理问题的正确方式。

4. 时间限定的原则　心理咨询必须遵守一定的时间限制,时间一般规定为每次 60~90min(初次受理时咨询可以适当延长),原则上不能随意延长咨询时间或间隔。

5. 感情限定的原则　个人间接触过密,会阻碍求助者的自我表现,也容易使咨询师失去客观公正地判断事物的能力,双方应避免建立双重关系。

> **重点提示**
>
> 自愿是确立咨访关系的先决条件,咨询师要做到"来者不拒,去者不追"。咨询过程中,若发现求助者有危害自身和他人的情况,应通知有关部门或家属;有司法或公安机关询问时,医护人员不得做虚假的陈述或报告。

二、心理咨询的技术

1. 共情　又称同感、同理心等,是指设身处地地、像体验自己精神世界那样体验他人精神世界的态度和能力。只有把共情有效地传达给求助者,才会产生应有的效果。

(1)转换角度:真正设身处地地使自己"变成"求助者,用求助者的眼睛和头脑去知觉、思维和体验。

(2)投入地倾听求助者:不仅要注意求助者的言语内容,更要注意非言语线索(声调、表情、姿势等)所透露的情感信息。

(3)回到自己的世界里来:把从求助者那里知觉和体会到的东西进行一番识别、分辨和理解。

(4)以言语或非言语方式把接收到的东西表达出来:有些时候,仅仅把求助者的意思和感受准确表达出来即可,偶尔也可以比求助者更深一些,或加一点理解和解释。

(5)在反应的同时留意患者的反馈性反应:关键是看求助者是否感到被准确地理解了,因为医护人员的共情可能出错,求助者的反馈是纠正错误的重要信息。

2. 接纳　也称积极关注,是对求助者的一种态度,医护人员应该接纳求助者的整体,深信求助者拥有潜在的积极力量,能够克服缺陷,走向成长,对求助者的言语和行为的积极面应予以关注,从而使求助者拥有正向价值观。

(1)保持非评判态度:可以不赞成求助者的某些消极品质和行为,但不能对他整个人的价值进行否定。

(2)接受个别性:不把自己的价值观、行为准则强加于求助者,对求助者的看法或打算表示理解和尊重，能够容许其按自己的方式去探索解决问题的方法。

（3）创造温暖的氛围：求助者都希望自己面对的咨询师有经验、有能力，但同时又是让人感到温暖亲切的。咨询师要通过语调、表情、姿势、动作等使求助者体会到温暖。

3. **真诚**　是指咨询师以自己本来的面貌坦诚地面对求助者，开诚布公、直截了当地与求助者交流自己的态度和意见，其核心是表里如一。真诚的表达可以营造一个安全、自由的交谈氛围，咨询师能起到榜样的作用，有效地促进求助者进行内心探索，产生治疗效果。

（1）自我暴露：指咨询师自愿、适度地将自己的真实感受、经历、观念等拿来与求助者分享，这可促进双方的人际互动，建立和维护良好的咨询关系，从而影响求助者和咨询过程。

（2）言行协调技术：咨询师需要经常留意和控制自己的一举一动、一言一行，尤其是那些无意识的动作和习惯，使言语传递与非言语传递相互配合、协调一致，共同传递真诚。

4. **倾听**　细心倾听能鼓励求助者把观念和感受表达出来，使咨询师有效地了解求助者的问题及内心世界，缩短双方的心理距离，是建立良好关系的决定因素，对寻求理解、安慰和宣泄的求助者而言，倾听本身就是一种治疗。

5. **释意**　咨询师根据专业知识及个人经验，将求助者表述的主要内容、意思，用自己的话再反馈给求助者，帮助求助者明确自己的问题或重新审视、剖析自己所面临的困扰，把谈话引向深入。

6. **面质**　也称为对峙，就是让求助者面对自己暴露出的态度、思想、行为等方面的矛盾之处，通过对质讨论，澄清认识，达到对自己的透彻理解。面质针对的是较深层的动机与行为之间的矛盾。咨询中出现的矛盾，有时是求助者能意识到的，只是不想暴露而有意掩盖；有时求助者自己也没有察觉的矛盾，这正反映了他本身的心理矛盾。咨询师采取面质就是要促使求助者向更现实更深刻的自我认识迈进，以采取更积极更为现实的社会行为。面质必须建立在良好的咨询关系的基础上，最好是尝试性的，也不可用得过多，否则会损害咨询关系。

7. **建议与指导**　即向求助者提供解决问题、改善心身状态等方面的建议，或者直接告诉求助者去做某事、如何做，并鼓励他去做，在咨询的各个阶段都可以使用。提供建议和指导时，应该注意以下几点。

（1）要明确、具体，便于求助者理解和执行。

（2）措辞应该委婉，避免产生抵触心理。

（3）建议或指导不宜过多。

（4）不应强加给求助者，应从求助者的利益出发来考虑，并要尽可能地说明所提建议或指导的依据，以便对方接受。

8. **沉默的处理**　沉默指的是会谈过程中求助者停顿数十秒或数分钟不讲话的情况。沉默不是空白，它传达了许多信息，可能是咨询过程中的一种危机，也可能是一种契机。沉默的原因有多种，咨询师要善于分辨沉默的原因，从而采取针对性的解决办法。

9. **保证**　即针对求助者存在的明显的紧张、焦虑、恐惧、抑郁等负性情绪或危机状态，为了消除其疑虑和错误观念，给予求助者适当的"保证"。保证必须以充分的事实为依据，用坚定的语调来表达。

10. **支持**　即给予求助者包括同情体贴、鼓励安慰、处理问题的意见等，以协助其度过困境、解决问题、应付挫折所需的心理支持。咨询师要充分考虑到求助者所面对挫折的严重性、求助者本身的性格、自我的成熟性、适应问题的方式及应对困难的经过等问题，并对此做出适当的支持。

三、心理咨询的程序

（一）建立咨询关系，收集信息阶段

这是心理咨询的第一步，也是心理咨询成功的首要条件，更是取得求助者信任的重要阶段。建立融洽、和谐的咨询关系，是取得良好咨询效果的基础。要以真诚、热情、尊重、理解、无条件地关注、接纳求助者，通过会谈获取求助者的详细信息。

1. 求助者的背景资料　了解求助者的基本情况、家庭情况、个性特征，帮助分析其心理问题产生的社会背景。

2. 求助者存在的心理问题　通过求助者的自述和必要的询问，了解其个人的主观感受、行为表现、症状等，弄清求助者当前究竟为什么问题所困扰，弄清问题的严重程度、持续时间、原因，并弄清求助者本人对此有无明确的意识、有无强烈的求助愿望等。

（二）评估诊断阶段

经过初步的资料收集，医护人员对求助者有了一定程度的认识，为了准确把握求助者的问题，咨询师可以通过对关键问题的深究和询问，掌握真实情况。依据对求助者言行举止的观察，结合咨询师的专业知识和社会生活阅历，需要时还可对求助者进行心理测验，从而对求助者心理问题的性质、产生原因、严重程度等做出正确的评估和诊断，进而考虑给予何种方式的指导和帮助。

（三）帮助指导阶段

经过了评估诊断，咨询师要和求助者协商选择一定的咨询方案，同时要激发求助者自身的潜能，积极做出改变。咨询师要帮助求助者分析自己存在问题的性质，对问题有全面的了解和认识，寻找问题产生的根源，树立战胜困难的信心，提供指导意见，引导其改变认知结构，调整在客观环境中的行为，重建良性的人际关系和行为习惯，最后靠求助者自己的努力恢复心理平衡。

（四）巩固结束阶段

对求助者做出的积极改变，咨询师加以督导和鼓励支持，多次取得预期效果后，咨询活动可以结束，渐渐解除咨询关系，引导求助者把在咨询过程中学到的新经验运用到日常生活中去，不需他人指点，亦能自行解决困难，心理功能获得全面的发展和成长。

第三节　心理治疗

一、心理治疗概述

（一）心理治疗的概念

心理治疗是指以心理学理论为指导，运用心理学的治疗方法，与患者建立良好的医患关系，并在此基础上，遵照一定的程序，帮助患者改善、矫正或消除错误的认知活动、情绪障碍、异常行为的过程。

(二) 心理治疗的一般原则

1. **和谐性原则** 良好和谐的医患关系是有效心理治疗的前提。医护人员要以同情、关心、支持的态度对待患者,使患者建立起对医护人员的信任感和权威感。

2. **支持性原则** 治疗过程中,医护人员应通过语言或非语言的交流方式,给患者以精神鼓励和支持,建立治愈的信心。同时向患者说明心理问题形成的机制,指出解决的方式,使患者相信心理问题是可以逆转的,是能治愈的,从而调动患者的能动性。

3. **综合性原则** 心理问题的产生是生物、心理、社会因素多方面影响的结果,对于每个具有独特成长背景的患者,都要根据具体情况综合3方面的因素对症下药。另外,各种心理治疗方法都只是适应某几种病症,医护人员可以根据患者存在心理问题的性质、程度,综合选择几种治疗方法以增强治疗效果。

4. **近期目标与长远目标结合的原则** 心理治疗以患者具有的不良行为、认知的改变为近期目标,但是治疗要标本兼治,还要立足于患者的人格发展,帮助其形成正确的身心适应方式。

二、心理治疗的程序

无论实施何种心理治疗,都应根据事先收集到的患者的具体资料,设计治疗的程序,并预测治疗过程中可能出现的各种变化和准备采取的对策。每种心理疗法的具体实施过程都有鲜明的特色,但是从时间进展上来看,都经历以下5个阶段。

1. **问题探索阶段** 治疗要以正确认识问题开始,并在收集资料、澄清问题的同时,努力培养良好的医患关系,为随后的治疗打好基础。医护人员为更好地把握患者的问题,要搜集详细的资料,寻求形成心理行为问题的原因。

2. **分析认识阶段** 为了更深入地了解问题,医护人员和患者共同对问题行为进行系统的观察和分析,寻找和证实心理问题与环境刺激因素之间可能存在的因果关系。

3. **治疗行动阶段** 在充分了解患者信息,科学分析及判断的基础上,医护人员要根据患者心理问题的性质、程度以及医护人员自己的专业技能、熟悉程度选择适当的治疗方法,并通过协商制订方案。

4. **疗效评价阶段** 治疗的每一阶段都应确定具体可评价的目标。治疗过程中,要随时对患者治疗的情况进行分析,了解问题行为改变的情况,判断治疗的阶段性目标是否实现,从而评价治疗的效果。疗程结束后,还应对治疗的效果进行总的分析和评价,确定是否达到预期的治疗效果,是否应该终止治疗。

5. **结束巩固阶段** 当护患双方一致认为治疗目标已达到时,可以结束治疗,医护人员可以教给患者一定的处理技巧,以应对病情的反复,并鼓励患者在日常生活中利用已学到的应对技巧独立地处理生活问题,以正确的方式应对外界。

> **重点提示**
>
> 充分搜集资料是有效治疗的前提,而患者的积极配合是治疗的保障。患者各种行为的改变只能由其自己作出,医护人员不能替代,只能利用专业知识引导患者。

三、常用的心理治疗方法

(一)精神分析疗法

奥地利心理学家弗洛伊德在19世纪末创立了以心理动力学理论为指导的精神分析疗法。

1. **基本观点** 弗洛伊德认为,保存在潜意识里的个体心理需求或欲望不能被超我所接受,就会产生心理冲突,个体会体验到焦虑。欲望被压抑但是不会消失,总会通过伪装出现在个体的意识层面。个体持续以不适当的方式来减轻焦虑就会导致心理的不健康。因此,治疗的关键是挖掘出患者潜意识里的心理冲突(尤其是童年的创伤性经验),在意识层面加以分析和澄清,让患者重新认识到冲突的实质,使患者对其症状的真正本质达到领悟,正视他所回避的问题或尚未意识的问题,并学会用新的健康的心理应对方式代替原有的不健康的方式,从而消除症状,重塑人格。

2. **基本技术**

(1)自由联想:患者在完全放松的情境下,自由地思考,毫无保留地诉说每一个进入意识的想法,不管患者认为有没有用,也不管有多荒谬,医护人员要启发、鼓励、引导患者回忆重要经历、精神创伤与挫折等,从中发现那些与病情有关的成长事件。

(2)移情:治疗中,患者可能会不自觉地将对某人的情绪、情感投射到医护人员身上,对医护人员产生依恋或敌视态度,从而重复体验以往的情感,这种现象被称为移情。移情所投射的对象和产生的相应情绪的原因,都与心理症结有关。医护人员要能准确地识别移情的产生,通过质问和引导,使患者清楚地认识心理症结,思考早期创伤的内容和性质。

(3)释梦:弗洛伊德认为,梦是潜意识的冲突和欲望的变相表达,是潜意识欲望与自我监察力量对抗的一种妥协,通过各种形式的伪装,绕过超我的监督,从而进入意识层面,使得欲望得以表达,因此,需要去除梦的伪装,才能让个体真实地表达内心的欲望。

> **重点提示**
>
> 精神分析疗法认为,保存在潜意识中的早年心路历程中的心理冲突在一定条件下可转化为神经症症状及心身症状。因而精神分析疗法的适用证包括各种神经症、某些人格障碍、心境障碍及心身疾病的某些症状,不适合重性精神障碍。

(二)行为主义疗法

美国心理学家华生认为,心理学应以可直接观察的行为作为研究对象,并采用科学、客观的方法进行研究,从而创立了行为学派,提出了许多行为治疗和矫正的方法。

1. **基本观点** 行为学派认为,人的所有行为都是学习的结果,错误行为也是通过学习获得的。当错误行为获得后,个体同样可以通过新的学习获得正确的行为模式,并替代错误的行为模式,通过这种新的学习过程或通过改变或消除原有的学习过程,可以矫正异常的行为。

2. **基本技术**

(1)放松疗法:是指根据一定程序长期反复训练或练习,学会有意识地控制自身的身心活动,改善机体功能的治疗方法。常用的有肌肉放松法、想象放松、音乐放松等。

(2)系统脱敏法:由Wolpe创立的,主要用于治疗神经症,有如下3个步骤:①学习放松。通过医护人员示范,让患者学会一定的放松方法,最常用的方法是肌肉放松法。按照由头部到躯干再到四肢的顺序,逐个放松身体上的肌肉群,反复训练直至掌握放松的技巧。②制订焦虑等级。医护人员和患者共同设计一个能引起患者不良情绪反应(焦虑、恐怖)的情景或具体事物的焦虑、恐怖等级量表,由轻到重排列。③脱敏治疗。按所设计等级次序从轻到重进行逐步脱敏训练。先让患者进入放松状态,然后想象或接触等级表上的一种情景,如果仍然焦虑,则继续做放松训练,直至焦虑降低至可接受的范围,此时可进入下一等级的想象,直到每一种情景下不良情绪都得到缓解。

系统脱敏法主要用于治疗恐惧症,以及以焦虑为主导症状的行为障碍,如口吃、强迫症等。

(3)满灌疗法:与系统脱敏疗法逐步改善行为障碍不同,满灌疗法采用能引起最强烈焦虑反应的刺激"冲击"患者,让患者暴露于引起不良情绪的刺激下,直至患者习惯为止,患者会意识到自己所担心焦虑的威胁和损害没有发生,患者的症状就会消退,而学会新的适应的良性行为。满灌疗法并不适用于所有的个体,尤其是不适合有心脏病的患者。中途放弃治疗有可能会加重病情。

(4)厌恶疗法:根据操作性条件反射原理,当不适应的行为出现时,给予能引起个体痛苦反应的厌恶刺激,从而使患者在不适当行为与厌恶刺激间形成联系,从而减少不适当行为出现的频率,直至其逐渐消退。厌恶疗法的关键在于厌恶刺激的选择,而且厌恶刺激必须达到足够强度才会有效果。此疗法对矫正酒瘾、戒烟、贪食(肥胖)、吸毒和性变态等效果较好。

(三)人本主义疗法

1. *基本观点* 人有一种天生的自我实现倾向,希望成长为健全的、功能完善的人,这种自我成长的潜力和需要引导个体的发展。个体在成长过程中与环境相互作用,当成长环境正常时,人可以健康的成长,当环境不利时,成长的趋势会受到阻碍,个体体验到压力,为了自身的发展,个体会采取防御机制,最终造成自我与现实的不协调,这样,个体就会变得不能适应环境,表现出各种行为障碍。

2. *治疗原理* 个体有能力发现自己的价值,有能力发现问题并解决,医护人员应该相信个体自我成长的能力和需要,创造自由宽松的氛围,引导患者认识并领悟到自身存在的潜力,鼓励其自由表达真实的情感,认识内心真实的想法,做出尝试性的、积极的行为改变,让自我与现实变得协调一致,促进个体的自我成长。

人本主义疗法为心理治疗提供了新的视角,其最大的贡献在于指导医患间建立良好的治疗关系,使患者处于主动的地位,学会独立决策。

(四)认知疗法

1. *基本观点* 认知是情感和行为的中介,个体的想法决定了他的内心体验和情感反应。外在的生活事件是客观的,个人对事件的评价、解释不同导致对待事件的态度和反应不同,因此,要改变个体的情感、行为障碍,首先要改变个体拥有的不良认知或思维方式。

2. *治疗原理* 认知疗法是根据认知过程影响情感和行为的理论假设,通过认知和行为技术来改变患者不良认知的一类心理治疗方法的总称。患者头脑中存在的不良认知或思维方式主要有糟糕透顶、过分概括化、要求绝对化、自我中心化。

> **重点提示**
>
> 不良认知往往会导致情绪障碍和非适应性行为。治疗的目的在于通过改变患者对己、对人和对事的看法与态度，更改或矫正不合理的认知，从而使患者的情感和行为得到相应的改变。

认知疗法中最常用的是合理情绪疗法，该疗法是 Ellis 在 20 世纪 50 年代末提出的，其核心是 ABC 理论。A 是指诱发事件，B 是指个体在遇到诱发事件后产生的相应信念，C 是继事件后的个体情绪反应和行为后果。ABC 理论认为 A 只是 C 的间接原因，B 才是 C 的直接原因。医护人员要帮助患者认识自己存在的不合理的非理性信念及其与不良情绪之间的关系，指导患者放弃或改变那些不合理信念，帮助患者重建对诱发事件的理性信念，取代非理性信念，以达到消除不良情绪及行为的目的。

讨论与思考

1. 案例一　患者，女，大学二年级学生，19 岁。病前有强迫性人格特征。在一次动物实验中，因抓大白鼠的方法不对而被鼠咬，引起焦虑和恐惧发作。尔后表现为见鼠就惊叫、害怕、心跳剧烈。发展到有人谈到老鼠也会出现焦虑、紧张、出汗症状。患者主动求医，要求治疗。

(1) 何谓心理评估，对这例患者的心理评估可以采取哪些方法？

(2) 该患者可采用行为治疗，简述此种心理治疗的原理和技术。

(3) 结合该患者的情况，简述系统脱敏疗法的基本步骤。

2. 案例二　患者，男，35 岁，大学教师。3 个月前因出国问题与领导争吵，尔后逐渐表现出情绪低落、兴趣减退，对未来悲观失望，认为领导和同事都疏远他，常有怨天尤人的表现。能主动求医，接触良好。

(1) 针对此案例，在心理评估上宜采用晤谈法，简述其注意事项。

(2) 本案例患者主要的情绪反应是抑郁，简述抑郁自评量表的要点。

(3) 此案例可采用合理情绪疗法，简述合理情绪疗法的治疗过程。

（田禾丰　杨明荣　汪　冰）

第 5 章

心理护理与心身疾病

> **学习要点**
> 1. 心理护理的目标、原则及实施程序
> 2. 常见情绪、行为问题的心理护理
> 3. 临床常见病症的心理护理
> 4. 不同年龄阶段患者的心理护理
> 5. 心身疾病的心理护理方法

第一节 心理护理概述

一、心理护理的概念及特点

(一)心理护理的概念

心理护理是指在良好的护患关系基础上,护理人员应用心理学的方法和技术,积极地影响和改变患者的不良认知、情绪和行为,帮助患者在其自身条件下获得最适宜心身状态的过程。帮助患者获得最适宜的心身状态,是心理护理的核心工作。

(二)心理护理的特点

1. **独特性** 护理人员所面对的每一位患者都是具有独特个性心理的个体。患者的社会角色不同、经济状况不同、病情不同、个性特征不同,会造成他们的需要不同、动机不同、对待疾病的心理及行为反应不同。护理人员需要通过观察、综合、分析、判断来掌握每个患者的心理活动,制订出有针对性的护理措施,帮助千差万别的患者达到治疗和恢复健康所需的最适宜的心身状态。

2. **间接性** 心理护理和生理护理对患者的健康状况都会产生影响,但心理护理对患者的影响是间接的。心理护理的目标是护理人员通过自己良好的言语、表情、态度、动作和行为等,调动患者的主观能动性,影响患者的认知、情感和行为,患者的主观因素是起决定性作用的。当患者的主观能动性差或情绪不允许他理智地考虑问题时,护理人员的努力可能达不到理想的心理护理效果。

> **重点提示**
>
> 心理护理并不是心理治疗的简单外延,是有别于心理治疗的独特概念。心理护理不能替代生理护理,两者是互相结合、互相依存又互相影响的关系。

3. 社会性　激烈的社会竞争、紧张的生活节奏、复杂的人际关系等社会因素可直接或间接作用于人的心理,不同程度地影响着人的情绪,使人的心理活动变得更为复杂和不稳定,对于患者而言更易造成心理失衡,进而加重病情,影响治疗效果。因此,心理护理强调社会因素和个体健康的交互作用,不可忽视社会环境因素对患者的影响作用。

4. 前瞻性　心理护理强调预防。护理人员可以通过早期的预防性评估,收集患者的相关资料,分析有关信息,较准确地预测患者潜在的心理问题,并及时给予干预性措施,减轻心理因素对疾病治疗和康复的不良影响,使患者潜在的心理问题向有利的方向转换。心理护理对预防一些较严重疾病所引起的情绪或生理方面的并发症有积极作用。

二、心理护理的目标和原则

(一)心理护理的目标

1. 满足患者的合理需要　从某种角度来看,患者康复的过程就是有关需要得到满足的过程。如果患者的需要得不到满足,就会出现行为上的异常,如焦虑、绝望、愤怒、适应不良等。因此,心理护理的首要目标是全面了解和准确把握患者的各种需要,以及需要不满足与疾病发生发展的内在联系,尽量满足其合理需要。

2. 调整患者的社会角色　身体一向健康的人,对于突然成为患者,在心理上很难接受这个事实,需要尽快适应患者角色。另外,患者长时间适应患者角色,也会阻碍患者心理上的康复。因此,做好心理护理的前提是创造一个有利于患者康复的心理环境和物质环境,帮助患者尽快适应新的社会角色。

3. 调节患者的不良情绪　长期处于不良的情绪状态会对人的健康产生影响,引发很多心身疾病。护理人员可以通过创建能表达情绪的环境,引导患者寻求积极的自我感觉,防止和应对消极情绪。因此,做好心理护理的关键是调节患者面临疾病所产生的不良情绪,及时制订并采取有效的护理措施进行积极有效的心理干预。

4. 增强患者的适应和应对能力　心理护理的最终目标是促进患者的自我发展,这就要求尽可能地提高患者在各个方面的适应和应对能力,并帮助患者合理地使用其适应和应对行为。要达到这样的目的,需要护患双方进行良好的沟通,允许患者表达自己的想法和感受。

> **重点提示**
>
> 心理护理的目标可以分为阶段目标和最终目标。阶段目标是为患者提供关怀、支持和帮助,促使患者的认知、情感和行为发生正向改变。心理护理的最终目标是促进患者的自我发展,包括自我接受、自我尊重、自我完善和自我实现。

(二)心理护理的原则

1. **服务原则** 随着护理模式由原来"以疾病为中心"逐渐向"以人的健康为中心"进行转变,护理工作需要为患者提供全面综合性服务。综合性服务的职能有两个方面:一是功能性;二是情绪性。前者满足生理需要,后者满足心理需要。

2. **交往原则** 心理护理是护患双方在交往过程中完成的,护理人员在交往过程中是中心人物,起主导作用。交往可以改善护患关系,帮助患者消除不良情绪,保持良好的心理状态,有利于医疗和护理工作的顺利进行。

3. **启迪原则** 心理护理是协助和促进患者提高对疾病的认识和发挥其主观能动性的过程,也是患者逐步受到启迪的过程。启迪的范围包括恢复健康的希望,修身养性的启示,心理冲突的宣泄,正视伤残的激励作用等。

4. **应变原则** 患者的病情及心理都是不断变化的。护理人员应认真观察病情,遵循疾病发生、发展的规律,及时调整心理护理措施,灵活有效地运用心理学的知识和技能,做到因人、因时而异,因地制宜。

5. **自我护理的原则** 要充分调动和激发患者的主观能动性,让患者以平等的身份参与到自身的医护活动中,体验自我诊断、自我治疗、积极预防、保健康复的价值,提高患者的自尊和自信心,从而满足其自我实现的需要。

三、心理护理的程序和方法

(一)心理护理的程序

1. **心理护理评估** 评估是实施心理护理的首要环节,其核心是广泛搜集患者的资料,将患者在生理、心理、精神和社会适应能力等方面的信息有机结合起来进行处理,运用有关正常和异常生理、心理、社会功能的理论,分析、发现和确认患者存在的健康问题。资料来源于患者、患者亲友、医师、实验室检查或其他方面检查的结果,以及护士自己的询问和观察。患者的病情和心理是不断变化的,所以评估过程应是动态的、持续不断的。

2. **心理护理诊断** 是对个体生命过程中的心理、社会、精神、文化方面的健康问题的陈述,是对护理对象现存的或潜在的健康问题所做的临床诊断。临床上最常见的心理护理诊断有焦虑、恐惧、无效性否认、调节障碍、自我形象紊乱、精神困扰、预感性悲哀等。

心理护理诊断的结构包括3部分,即问题(P)、症状(S)、原因(E),简称PSE公式,如"睡眠紊乱,表现为入睡困难,与生活环境变化有关"等。目前,在心理护理诊断中将3段式陈述简化为2段式陈述较为常见,即PE陈述,如"照顾者角色困难,与照顾负担过重有关"等。健康的护理诊断常为一段式陈述,即P陈述,如"青少年有应对能力增强的潜力"等。

一个患者可能有多个心理护理诊断,护理人员可参照马斯洛的需要层次理论,按其轻、重、缓、急进行排序,即从对患者最有威胁和影响的到一般性不适的心理问题进行排序。

3. **心理护理计划** 制订心理护理计划要依据护理诊断,确定心理护理目标,提出解决患者心理问题的具体干预措施。护理人员在制订护理措施时,一方面要注意和心理护理诊断相一致;另一方面还要考虑患者的可接受性,要与患者的现实相符合。心理护理计划可制成表格形式(表5-1)。

表 5-1　心理护理计划

开始日期	护理诊断	护理目标	护理措施	效果评价	停止日期	签名
月　日	对手术应对无效	患者能用言语表达出增加的应对能力	向患者解释手术的简要过程、配合要点	能描述	月　日	

4. **心理护理实施**　是将心理护理计划付诸行动的过程,其效果如何,除与计划制订的正确与否有关,还与心理护理的技巧有很大的关系。护理人员首先要向患者及其家属说明实施心理护理的意义,鼓励他们积极参与。在实施计划的过程中,护理人员还应及时书写心理护理记录,记录内容包括心理护理内容、时间、患者的反应等。

5. **心理护理评价**　评价是将患者的反应与原定的目标相比较,以确定护理目标是否完成的过程。心理护理评价包括实施干预措施后患者的反应,将其反应与护理目标相比较,看哪些目标未能实现,并分析其原因,将未解决的问题和新发现的问题作为新的信息反馈到新的心理护理程序之中,直至达到心理护理的目标。

> **重点提示**
>
> 心理护理的程序具有相对性及心理护理的过程可以循环往复,是动态的过程。任何护理活动都包含有心理护理的内容,许多情况下心理护理和躯体护理是无法截然分开的。

(二)心理护理的方法

1. **建立良好的护患关系**　良好的护患关系是保证心理护理顺利进行并取得满意效果的关键。护理人员要赢得患者的信任和友好合作,需要运用言语沟通和非言语沟通等人际交往技巧,主动与患者建立融洽的关系。

2. **创造安静舒适的治疗环境**　环境对患者的心理有直接影响,护理人员应尽己所能为患者创造优美舒适的住院环境,努力保持病房安静、整洁、空气清新、色调柔和。

3. **强化社会支持系统**　社会支持系统是心理护理的重要力量,包括患者家庭与社会关系两个方面。护理人员应争取患者家属和亲友的支持和配合,指导他们安抚患者的方法,让患者感受到亲情和温暖。

4. **合理安排患者的生活内容**　单调的住院生活往往会使患者感到乏味、枯燥,甚至焦虑不安。心理护理应根据患者的病情和生活习惯合理安排一些活动,以丰富他们的生活。适当的娱乐、阅读等可分散患者对疾病的注意力,消除对其自身疾病的害怕、焦虑心理,有利于患者稳定心态和适应新环境。

5. **寓心理护理于基础护理之中**　就临床护理工作的特点而言,心理护理无处不在,只要有护理活动就存在对患者进行心理护理和健康教育的问题。因此,重视生理与心理护理的结合,重视在各项基础护理工作中开展有针对性的健康教育。

四、常见情绪、行为的心理护理

(一)焦虑

1. **临床特点**　焦虑是个体面临一种模糊的、非特异性威胁而又不知所措的不愉快体验。

焦虑可能来自对本身患病的不安和对疾病诊治和护理方面的担忧。

2. 心理护理　要帮助患者缓解焦虑情绪，护理人员要善于倾听，有针对性地进行疏导，在医疗保护制度允许的前提下为患者提供充分的信息，为患者安排适当的休闲性活动，分散患者对疾病的注意力，指导患者学习放松技术和对焦虑情绪的自我调控。

(二) 恐惧

1. 临床特点　恐惧是个体由于某种明确的、具有危险的刺激源所引起的负性情绪。临床上有多种情况可引起患者恐惧，如医院特殊的氛围、有一定危险性的检查或手术、预后不良、威胁生命的疾病等。心理表现有精神极度紧张、烦躁不安、易激动等，并有恐怖、惧怕和忧虑的感觉。

2. 心理护理　护理人员首先应具体分析患者恐惧的对象和原因，满足其安全感的需要，给予适当的安全暗示与保证，努力消除或减弱患者感到恐惧的情境。同时，还要指导患者学习心身放松技术，使患者掌握控制恐惧的方法，有效缓解恐惧心理。

(三) 孤独

1. 临床特点　孤独是当个体感觉到缺乏令人满意的人际关系，自己对交往的渴望与实际的交往水平产生差距时而引起的一种主观心理感受或体验，常伴有寂寞、孤立、无助、郁闷等不良情绪反应和难耐的精神空落感。产生孤独的主要原因是社会信息的剥夺和对亲人依恋的缺失。

2. 心理护理　护理人员首先应理解患者孤单寂寞的心情，分析导致孤独的直接原因和促发因素，鼓励患者表达孤独的感受，耐心给予安慰。同时，动员患者家属和亲友探访或陪伴，促进社会接触，加强社会支持系统的作用。

(四) 悲哀

1. 临床特点　悲哀是个体或家人患病后常见的情绪反应。对已存在的或已觉察到的丧失所引起的悲伤情绪反应，称为功能障碍性悲哀。对预期发生的丧失所引起的悲伤情绪反应，称为预期性悲哀。预期性悲哀常表现为哭泣、忧伤、惧怕、愤怒、自怜、沮丧等。其行为改变有活动减少、注意力不集中等。

2. 心理护理　护理人员应分析判断悲哀产生的原因及相应的情绪行为反应，鼓励个人或家庭成员表达自身的感受，提供心理支持和社会支持。协助患者制订每天的生活计划，鼓励患者正确地面对过去、现在和未来。

(五) 绝望

1. 临床特点　绝望是个体对于所期望的重要事情或需要解决的重大问题，认为没有任何的选择机会或办法，无法实现个人目标时产生的一种消极情绪状态。患者缺乏进取心和兴趣感，表现为反应慢、冷漠、活动减少、意志消沉、社交退缩、思维混乱等。

2. 心理护理　护理人员可运用护理技巧鼓励患者用语言或非语言的方式表达自己的感受。通过强化患者过去的成就，激发患者的活动动机，协助患者确立一个符合实际的目标，以提高患者自信和增加社会交往。

(六) 否认

1. 临床特点　否认是一个人最基本的心理防御，表现为患者有意或无意否定自己有病，企图降低对健康受损的恐惧和焦虑。适度的否认对患者有保护作用，不顾事实的否认往往会对疾病起到贻误和消极作用。患者常表现为不配合治疗，不肯住院，不愿进行检查。

> **重点提示**
>
> 鼓励患者表达自身的感受有利于负性情绪的宣泄,因此,心理护理中常采用情绪宣泄法。在日常护理工作中,护士还可针对患者的不同特点,采用安慰、指导、支持、疏导、激励、劝解、保证和环境调整等方式进行心理治疗和护理。

2. 心理护理　护理人员在患者没有做好心理准备时,不要直接质问患者的否认行为,更不要强迫患者面对现实或谈及所关心的事。护理人员应鼓励患者充分表达自己的真实感受,并提供有关的指导和必要的支持,鼓励患者逐渐接受现实。

(七)不遵医行为

1. 临床特点　不遵医行为是指患者在求医后其行为(服药、运动、饮食等)与临床医嘱部分不符合或完全不符合。患者的不遵医行为可能会造成症状持续存在或加重,发生并发症,达不到预期的目标。

2. 心理护理　护理人员应评估导致不合作的原因及其用药后的反应,与患者讨论治疗措施,强调遵从医嘱的重要性。同时,还要加强与患者的沟通,调动患者的积极性,使其理解医嘱,主动执行医嘱。

(八)自我概念紊乱

1. 临床特点　自我概念紊乱是指对本人认识的消极改变或不适应,可包括体像、自尊、角色或个人身份的消极改变。患病后,个体对自我以及自我能力的评价常会处于紊乱状态,主要表现为自尊心和自信心下降,自我价值感丧失,出现大量吸烟、酗酒、自伤行为等。

2. 心理护理　自我概念紊乱可能是患者负性情感反应和消极行为的潜在原因。因此,护理人员应鼓励患者表达自己的感受,指导患者正确地评价自己,纠正不正确的认知。同时,还应鼓励患者加强与亲友及社会团体的沟通与交往,建立自己的社会支持系统。

第二节　躯体疾病患者的心理护理

一、临床常见病症的心理护理

(一)急重症患者的心理护理

1. 急重症患者的心理反应

(1)恐惧:急重症患者大多是遭受突然的意外伤害或病情急剧恶化紧急入院治疗的。患者缺乏心理准备,一时难以适应,表现出惊慌失措,恐惧不安,不时发出呻吟和呼救。陌生的环境、医护人员严肃的面孔、紧张抢救过程以及监护仪器发出的声音,常会使患者产生十分明显的恐惧感。

(2)焦虑:急重症发病急,症状明显。只要患者神志清醒,出于对疾病的担心,均可产生不同程度的焦虑。另外,急重症本身急剧改变了患者的心理、生理功能,使其出现社会功能障碍,不能适应患者角色。

(3)抑郁:抑郁表面上看反应微弱,而实质上是一种强烈的心理损失感的反应。表现为情绪失落、悲观消极、孤僻寡言、自我评价减低,严重时可出现自杀倾向。

2. 对急重症患者的心理护理

(1) 提供心理支持：护理人员应对急重症患者采取针对性的心理护理措施，可以用适当的眼神、言语或动作给患者以安慰，使之缓解心理冲突，减轻精神痛苦，尽快适应新的角色和新的环境。

(2) 满足患者安全需要：医护人员要密切配合，以熟练的操作、和谐的氛围和适当的鼓励，有条不紊地为患者实施各种救护措施，以增加患者的安全感和对医护人员的信任感，缓解患者的紧张情绪。

(3) 做好解释工作：护理人员应根据患者的病情变化情况，向患者耐心解释治疗、护理、检查的相关注意事项，以缓解患者的紧张情绪和心理压力。对于濒临死亡的患者要注意事先与患者家属沟通，使家属有充分的心理准备并做好善后处理。

(二) 慢性病患者的心理护理

1. 慢性病患者的心理反应

(1) 主观感觉异常：慢性病患者由于长期处于患病状态，对自己的身体状况会过度关注，造成感觉异常敏锐，不仅自身的感受性增强，而且对声、光、温度等外界刺激也很敏感，出现护理困难、空间知觉异常等情况。

(2) 沮丧：慢性病常使患者饱受病痛折磨，丧失工作能力，面临经济压力，表现为悲观、冷漠、自责、情绪低落等。

(3) 患者角色强化：长期处于患者角色易形成对"患者角色"的强化，慢性病患者适应了医护人员的治疗护理和亲友的关心照料，这种习惯化心理对疾病的康复是不利的。

2. 慢性病患者的心理护理

(1) 帮助患者树立治愈的信心：护理人员应向患者解释疾病复发的原因，及时将病情好转的信息反馈给患者，打消患者的疑虑，振奋患者的精神，使患者树立战胜疾病的信心。

(2) 消除患者角色习惯化问题：营造舒适安静的医疗环境，引导患者积极配合治疗和护理。鼓励患者适当活动，强调活动对愈后承担社会角色的重要性，促进患者产生康复的动机。

(三) 手术患者的心理护理

1. 手术患者的心理反应

(1) 手术前患者的心理特点：由于患者对手术缺乏了解，害怕术中疼痛，担心术中出现意外，术前会产生一系列心理应激反应，主要表现为紧张、焦虑和恐惧。另外，患者希望医术高明的医师为自己做手术，期待护理人员尽心照料自己，对医护人员往往产生依赖心理。

(2) 手术后患者的心理特点：手术后多数患者因手术效果满意，紧张焦虑的程度与术前相比明显降低，会出现一段积极的心理反应期。由于手术可能引起部分生理功能丧失、体表改变，在病情稳定后，患者也可能进入术后抑郁阶段，主要表现为悲观、失眠、自责、兴趣丧失等。

2. 手术患者的心理护理

(1) 手术前患者的心理护理：主动与患者沟通，了解其心理反应和手术动机，并为患者提供必要的手术信息。对患者进行有针对性的术前教育，指导患者学习自我调控方法，以减轻手术前的焦虑情绪。引导患者家属和亲友以积极、乐观的情绪去影响和鼓励患者，增强其战胜疾病的信心。

(2) 手术后患者的心理护理：患者麻醉苏醒后，护理人员应及时告知手术的有利信息，并给予鼓励和支持，以减轻其心理压力。指导患者进行术后康复训练，排解术后抑郁情绪，促进患者早日康复。对于可能致残的患者要格外尊重、同情、支持,鼓励他们勇敢面对现实,积极对待人生。

> **重点提示**
>
> 手术是外科患者主要的治疗手段,无论何种手术,对躯体都是一种创伤性治疗,对患者都是一种严重的心理刺激。特别是乳房切除、截肢及整容等手术。因此,了解手术患者的心理特点,采取相应的心理护理措施,有助于取得最佳的手术效果。

(四)传染病患者的心理护理

1. 传染病患者的心理反应

(1)自卑和孤独:患者知道自己得了传染病之后,立即会在心理上和行为上与周围的人保持一定的距离,感到自己成了别人不愿靠近、不敢靠近的人,成了不受欢迎的人,自我价值感突然丧失,不愿与他人接触,出现自卑心理和孤独感。

(2)回避:传染病患者不仅自身要忍受疾病的痛苦,更难忍受的是自己成了威胁他人的传染源。许多传染病患者害怕别人歧视,不愿承认或不敢理直气壮地说出自己所患的真实疾病。

2. 传染病患者的心理护理

(1)科学解释传染病:护理人员应向患者讲清疾病的病程规律、隔离时间、解除隔离的标准以及隔离治疗的意义,指导患者正确认识传染病,稳定患者情绪。

(2)建立良好护患关系:护理人员应鼓励患者宣泄心中的郁闷和恐惧,同情理解患者,主动关心患者,决不可流露出丝毫害怕传染的厌恶之感。

(3)保证社会支持系统的作用:积极为患者创造探视条件,通过电话或视频等方式保持患者与外界的交流,满足患者与亲友会见的需要,使患者能感受到亲友和社会的关心支持。

(五)疼痛患者的心理护理

1. 心理社会因素对疼痛的影响

(1)早期体验:父母在儿童受轻伤时泰然处之或大惊小怪,对子女成年后对疼痛的态度有很大影响。如果儿童时期有过疼痛的经历,受到疼痛警告过多,成年后容易对疼痛过度敏感。

(2)情绪状态:积极而客观的认知评价可以产生积极的情绪状态,使痛阈提高,减轻或缓解疼痛。消极而夸大的认知评价可以产生消极的情绪状态,使痛阈降低,疼痛更加剧烈。

(3)人格特征:由于个体的感受性和敏感性不同,对疼痛的反应也有很大的差异。外倾人格的人常常表现出较高的疼痛耐受性,内倾人格的人则对疼痛的刺激有较高的敏感性。

(4)心理暗示:是指以含蓄、间接的方式发出一定的信息,通过语言、动作或药物等手段对人的心理和行为产生影响,使之发生改变的过程。心理暗示对疼痛的影响很大。例如,接受催眠术的人依靠适当的暗示对于创伤或烧伤几乎感觉不到疼痛。

2. 疼痛患者的心理护理

(1)减轻患者心理压力:护理人员要仔细观察患者的疼痛反应,耐心倾听患者对疼痛的陈述,允许患者释放因疼痛引起的负性情绪,以同情、安慰和鼓励的态度理解患者疼痛时的行为反应。适当地向患者解释疼痛的机制,从而缓解疼痛患者的恐惧、抑郁情绪,增强对疼痛的耐受性。

(2)转移注意力:可以使疼痛处于抑制状态,有效减轻患者的疼痛感。护理人员可以有针对性的教给患者一些转移注意力的方法,组织患者参加读书、听音乐等感兴趣的活动,以调节患者情绪,缓解患者疼痛。

(3)采用心理疗法:催眠方法、积极暗示和松弛疗法都可以减轻疼痛。处于催眠状态的患者对催眠师的语言暗示比较敏感,在催眠师的积极暗示下,患者想象自己身处一种意境或状态,心身得到放松,疼痛的感受性得到降低。另外,使用安慰剂和利用护理经验的权威性均可有效缓解患者的疼痛。

> **重点提示**
>
> 疼痛是一种非常复杂的心理、生理状态,一般认为是机体损伤或特殊强烈的刺激所引起的一种主观体验,总是伴随着消极的情绪。因此,加强疼痛的心理护理有利于疾病的康复。

二、不同年龄阶段患者的心理护理

(一)儿童患者的心理护理

1. 儿童患者的心理反应

(1)分离性焦虑:6个月到1岁的婴儿正是建立"母子联结"的关键时期,患儿由于住院治疗,离开了母亲和家人,会引起极大的情绪反应,表现为"分离性焦虑",出现冷漠、拒食、不服药、哭闹不止等。

(2)恐惧不安:陌生的医院环境、痛苦的诊疗过程、紧张的医院抢救气氛、误以为被父母抛弃或惩罚,均可使患儿产生恐惧感,表现为沉默、违拗、紧张、恐慌、不合作、逃跑等。

(3)行为异常:患病住院干扰了儿童的正常生活,可引起心理应激反应和行为异常。患儿可能产生发怒、哭闹、摔东西、不配合治疗等对立行为,也可能产生尿床、尿裤、拒食、睡前哭闹、依恋父母等退化行为。

(4)抑郁自卑:长时间的病痛折磨,会使患儿丧失治愈的信心,表现为啼哭、消沉、拒绝治疗、夜里突然惊醒等。当疾病引起外貌、形体发生改变时,患儿会产生自卑心理,拒绝别人探视,表现为沉默寡言、唉声叹气,甚至出现拒食、自杀等行为。

2. 儿童患者的心理护理

(1)婴儿:患儿住院的心理反应相对较小,但非常需要爱抚。护理人员应充当临时母亲的角色,尽力满足患儿的生理和心理需要,经常对他们轻拍、抚摸、搂抱、微笑,使患儿产生如同在母亲身边一样的安全感。

(2)幼儿:患儿有了一定的判断分析能力,住院的心理反应明显。护理人员应主动接近,态度和蔼,帮助他们熟悉环境,缓解患儿的紧张情绪。也可与患儿一起做游戏、讲故事等,获得患儿的信任,减少因疾病和陌生感所引起的焦虑。

(3)学龄期儿童:学龄期儿童已经懂得一些事理,护理人员应加强与患儿的沟通,适当地解释诊治和住院的原因,争取患儿的信任和配合。对患儿多鼓励,多表扬,引导他们做一些力所能及的个人卫生工作。

> **重点提示**
>
> 儿童由于病痛和因住院治疗离开父母,常引起一系列的心理反应。儿童在不同年龄阶段的心理发育程度不同,心理活动差异也较大。因此,护理人员应根据患儿不同年龄阶段的心理特点,采取有针对性的心理护理方法。

(二)青年患者的心理护理

1. 青年患者的心理反应

(1)震惊、否认:青年正是人生朝气蓬勃的时期,对疾病的反应强烈,当得知自己患病尤其是患有严重疾病时,青年患者会感到震惊,难以接受患病的事实。他们往往不相信医师的诊断,否认自己有病,拒绝接受治疗。

(2)情绪不稳:青年患者常常幻想能很快治愈疾病,但不善于调节情绪。病情稍有好转,容易盲目乐观,若不能如期好转或出现反复,又容易悲观失望、情绪异常。

(3)孤独寂寞:青年人重视同伴友谊,渴望与人交往,生病住院后,陌生的环境、单调的生活,没有同学和朋友的陪伴,加上病痛的折磨,常使青年患者感到孤独和寂寞。

2. 青年患者的心理护理

(1)疏导心理、促进交往:针对青年患者的某些不良情绪反应,要给予理解和适当的迁就,指导他们宣泄不良情绪,保持心身健康。青年人较重视友谊,具有向群性,护理人员应尽量把他们安排在同一个房间,有助于他们相互交流,消除寂寞。

(2)保护自尊、满足需要:青年人一般自尊心强,希望得到他人的承认和尊重,护理人员同他们交往时要言语和蔼可亲,尊重他们的人格,与之建立良好的护患关系。同时,还要充分调动患者的积极性,引导他们自我护理,以稳定情绪,满足患者参与活动的需要。

(三)中年患者的心理护理

1. 中年患者的心理反应

(1)焦虑急躁:中年人既是社会的中坚力量,又是家庭的生活支柱,患病后担心事业受挫,家庭生活困难,常表现出焦虑不安、性情急躁,不能安心养病,一旦疾病稍有好转或自认为病情较轻,常中断治疗而提前出院。

(2)抑郁:中年患者在面临疾病加重或病程较长时,会担心家庭经济负担过重、子女的抚养教育以及老人赡养等一系列问题,对前途悲观失望,产生抑郁心理,有时甚至存在轻生念头。

2. 中年患者的心理护理

(1)引导患者积极接受治疗:要使患者意识到,当务之急是治疗疾病,没有健康,家庭的和谐与事业的发展都无从谈及。在稳定患者情绪的同时,鼓励他们充分发挥主观能动性,积极配合治疗和护理。

(2)发挥社会支持系统的作用:护理人员应主动关心患者,积极与其工作单位和亲友联系,反映患者的心理状况,帮助患者解除后顾之忧,使之安心接受治疗。

青年处于生理发展成熟而心理发展相对不成熟的状态,决定了青年患者的心理活动错综复杂,变化无常,具有明显的两极性。中年是人生中责任最重大的时期,患病后,中年患者精神负担重,心理反应复杂。护理人员应依据中青年患者的心理特点,制订出切实有效的心理护理措施。

(四)老年患者的心理护理

1. 老年患者的心理反应

(1)否认与恐惧:很多老年人一开始不愿承认自己有病,害怕别人说他有病,并通过各种方式表示自己没病。主要源于对疾病的恐惧,害怕进入患者角色,对痊愈没有信心。

(2)自尊与幼稚:很多老年患者比较固执,常常以自我为中心,希望得到医护人员的尊重,不愿听从别人的安排。一旦这种心理需要得不到满足,则表现不耐烦、情绪失控,提出一些不切实际的要求。

(3)自卑与抑郁:由于年龄的增长、社会角色的改变和家庭地位的下降,使很多老年人产生无价值感和孤独感。担心病情加重,无人照顾,害怕成为子女的累赘,老年患者往往因此更加悲观、抑郁,甚至出现自杀现象。

2. 老年患者的心理护理

(1)尊重关心老年人:老年患者突出的心理需求是受到重视和尊重。护理人员在与其交往过程中,称呼要尊重,言行要礼貌,举止要得体,谈话要耐心,并准确地估计他们的心理需求,在生活上提供无微不至的照顾。

(2)调节患者的疗养生活:饮食上征求老年人的意见,注重营养可口,易于消化。在病情允许的情况下,安排老人参加一些集体活动,如下棋、看电视、室外散步、疾病康复交流等,以调节其情绪,减少孤独感。

(3)争取尽可能多的社会支持:老年患者一般都盼望亲友探视。护理人员应安排患者家人多来看望,带些老人喜欢吃的东西,谈论老人引以为豪的事情,增强其自我价值感。鼓励患者亲友、老同事及单位领导前来探望,增加患者树立战胜疾病的信心。

第三节 心身疾病患者的心理护理

一、心身疾病概述

(一)心身疾病概念

心身疾病是一类与心理社会因素密切相关的躯体性疾病的总称。心身疾病有狭义和广义之分。狭义的心身疾病是指心理社会因素在疾病的发生、发展、治疗和预防过程中起重要作用的躯体器质性疾病。广义的心身疾病是指心理社会因素在疾病的发生、发展、治疗和预防过程中起重要作用的躯体器质性疾病和躯体功能性障碍。

(二)心身疾病的分类

心身疾病随着现代医学模式的发展,其包含的范围也在不断扩大,目前已占临床疾病的25%~35%。按器官系统分类如下。

1. 循环系统 原发性高血压、冠心病、心脏神经性官能症、阵发性心动过速、心律失常(期前收缩、心房纤颤、心室纤颤)、神经性心绞痛、血管痉挛等。

2. 消化系统 消化性溃疡、溃疡性结肠炎、过敏性结肠炎、肠道激惹综合征、慢性胰腺炎、神经性厌食、神经性呕吐、慢性胃炎、食管痉挛、胃手术后进食障碍综合征、术后肠粘连等。

3. 呼吸系统　支气管哮喘、过度换气综合征、神经性咳嗽、喉头痉挛、膈肌痉挛、空气饥饿症、肺结核等。

4. 骨骼肌肉系统　腰背肌肉疼痛、全身性肌痛、类风湿关节炎、脊柱过敏症、痉挛性斜颈、震颤等。

5. 内分泌系统　甲状腺功能亢进症、糖尿病、低血糖、尿崩症、心因性多饮症、肥胖症、更年期综合征等。

6. 神经系统　偏头痛、肌肉紧张性头痛、自主神经功能失调、抽搐、眩晕、知觉异常、寒冷症、慢性疲劳症、痉挛性疾病等。

7. 泌尿系统　神经性多尿、尿频、尿急、排尿困难、遗尿、夜尿症等。

8. 生殖系统　阳萎、痛经、功能性子宫出血、不孕症等。

9. 皮肤　神经性皮炎、过敏性皮炎、瘙痒症、荨麻疹、痤疮、银屑病、斑秃等。

10. 其他　癌症、系统性红斑狼疮、假性贫血等。

二、心身疾病的心理护理原则

(一) 整体化原则

心身疾病与心理社会因素密切相关,心理问题已成为躯体致病的主要原因,而躯体病症又会加重心理问题,由此形成恶性循环,病情进一步加重。因此,在进行护理时,要从患者的心身整体来考虑。一方面要对患者进行躯体护理,以避免产生新的情绪反应,另一方面要对患者进行心理护理,以减弱情绪对躯体的作用,逐步建立一个心身良性循环链,达到心身整体的协调。

(二) 个性化原则

心身疾病患者都有某些相似的心理反应和躯体反应,但是不同的患者由于所处的社会环境、遗传素质、个性特征等存在差异,每个人的心理活动又千差万别。另外,疾病的不同阶段也会产生不同的心理反应,心理反应出现后,产生的适应性反应也不一样。护理人员需要在把握一般心理活动规律的基础上,对这种千差万别的个体差异,实施有针对性的个性化心理护理。

(三) 灵活性原则

对于急性发病又存在严重躯体症状的患者,要以生理护理为主,心理护理为辅。对于以心理症状为主而生理症状为辅的患者,要重点做好心理护理,同时也要注意生理护理。例如,伴有严重焦虑和抑郁症状的糖尿病患者,以心理护理为主;急性心肌梗死患者,以生理护理为主。

(四) 提供心理支持

患者住院后会产生紧张、焦虑、恐惧等各种不同的心理反应,引起这些心理反应的原因很多,如对疾病本身的担心、对医院环境的不习惯、过多地考虑经济问题等。因此,医护人员需要运用有效的沟通技巧,取得患者信任,稳定患者情绪,消除患者心理障碍,并争取获得患者家属的积极配合,发挥患者社会支持系统作用,创造有利于疾病康复的环境。

在对心身疾病患者的护理过程中,对患者既要注意热情周到,主动交往,全心全意,一视同仁,公平对待;也要注意到处理问题的方法要灵活多样,因人而异;还要注意帮助和指导患者主动做好自我护理,丰富生活内容,保持乐观情绪,提高应对能力,建立良好的人际关系。

三、心身疾病的心理护理

(一)原发性高血压

1. 心理社会因素

(1)人格因素:研究发现,高血压的发生与人格特征和行为类型有关,"A型行为"特征是原发性高血压易患性行为特征。诸如焦躁、易冲动、高度敏感、好竞争、具有强迫性、情绪压抑、情绪易变等,通常都被认为是高血压的人格因素。

(2)心理因素:大量的研究和临床观察证实,较强烈的应激反应,能加重已有疾病或引发新的疾病。应激性生活事件和生活变故与原发性高血压的发病及疾病的转归相关。生活中的负性生活事件引起心理应激,严重持久的应激反应可引发心理紧张,出现一系列消极情绪,尤其焦虑、愤怒、恐惧对血压变化影响较大,可明显引起血压升高。

(3)社会环境因素:早期的跨文化研究表明,原发性高血压多见于应激、冲突明显的社会。流行病学调查表明,生活环境差、社会经济地位低等紧张刺激都是原发性高血压的影响因素。这些研究结果表明,社会环境因素引起的心理应激与高血压的发病率密切相关。

2. 心理护理

(1)指导情绪管理:在对高血压患者的护理过程中,护理人员要多进行开导,使患者积极看待生活中的得与失,保持心态平和,学会自我调整,做自己情绪的主人。另外,可以指导患者学习一些放松方法,如深呼吸、气功、太极拳、瑜伽等,进行自我情绪调节。

(2)改变行为方式:护理人员对于有"A型行为"特征的患者,应使其认识到,这种个性特征是造成其高血压的重要因素之一。要帮助患者重塑自我,调整目标,并与患者共同商讨制定计划以帮助其矫正不良行为,如工作中能进不能退,竞争意识过强;生活中只要彩虹不要风雨,自我期望过高;遇事头脑发热,不计后果,冲动性强等。

(二)冠心病

1. 心理社会因素

(1)社会和生活因素:生活节奏加快,社会竞争激烈,人际关系紧张,这些都会使人的心理压力增大,长期处于这种状态,冠心病的发病率会明显增加。另外,不良的生活方式,如吸烟、酗酒、熬夜、肥胖、缺乏运动等,这些行为因素可以通过病理生理途径促使冠心病的形成。

(2)人格因素:研究资料表明,"A型行为"的人格特征与冠心病的发病率有密切关系。A型行为的人群,其血液中的胆固醇、促肾上腺皮质激素等水平较一般人群高,其发病率是B型行为人群的2倍。重大生活变故和负性生活事件,如亲人死亡、离婚、天灾人祸等,极易使人产生焦虑、恐惧、愤怒、沮丧等不良情绪,这些负性情绪是引起冠心病的危险因素之一。

2. 心理护理

(1)行为治疗:对于冠心病出现的多种情绪问题,可运用相关行为疗法来稳定患者的情绪。如听音乐、练气功等放松训练,可以降低血黏度,减少血小板聚集性,改善患者负性情绪,减轻患者A型行为的影响程度,并逐步转变A型行为,使患者尽早恢复正常的工作与生活。

(2)健康指导:帮助患者制定切实可行的休养、调整计划,纠正其不合理认知。通过对患者进行心理护理,帮助患者找出与冠心病相关的不良生活、行为习惯,使其认识到危害性。按时作息,限制脂肪和进食量,减少吸烟或者戒烟,尽量减少生活中的诱发因素。

(三)糖尿病

1. 心理社会因素

(1)人格因素:有调查发现,性格不成熟、注意力涣散、被动依赖、做事优柔寡断、缺乏自信、常有不安全感等都是糖尿病患者的典型行为特征。

(2)负性生活事件:一些糖尿病患者在饮食和治疗药物不变的情况下,由于突然受到负性生活事件的打击,病情迅速恶化,甚至出现严重的并发症。这说明负性生活事件与糖尿病的代谢控制密切相关,另外,稳定的情绪常常可使病情缓解,而忧郁、紧张和悲愤等常常导致病情加剧或恶化。

(3)其他因素:糖尿病的发病原因是多方面的,患者有无良好的社会支持系统、和谐的人际关系,以及处理问题时有无有效的应对方式等因素,都可能是糖尿病的致病原因。

2. 心理护理

(1)实施情绪疏导:长期的消极情绪反应不仅损害患者的心理健康,而且也会影响患者的病情和康复。鼓励患者倾诉自己的忧虑和痛苦,自由地表达真实感受。努力改变患者对疾病的悲观认识与评价,增强患者战胜疾病的信心。

(2)倡导心身自护:通过有计划的教育活动帮助患者学会心身自护,鼓励患者多参加一些放松心身的活动,如听音乐、打太极拳、外出旅游等,既可保持心情舒畅,也有利于降低血糖。同时,鼓励他们与病友多交流,使其尽快适应患病后的生活,建立有益于健康的生活方式。

(四)消化性溃疡

1. 心理社会因素

(1)人格因素:个性特点、行为方式与本病的发生有一定关系,消化性溃疡的患者往往有如下特点:争强好胜,不能松弛;情绪易波动但又惯于克制;过分关注自己,不好交往。

(2)情绪因素:焦虑、恐惧、悲伤等负性情绪均易导致消化性溃疡。Brady 曾设计过一个实验。让两只猴子各坐在一张约束椅上,每隔一定时间进行 1 次电击,A 猴子可用压杠杆的方法避免电击,B 猴子是否压杠杆与电击无关。由于 A 猴子处于随时准备压杠杆的紧张状态,1 个月后死于严重的胃溃疡;而 B 猴子虽然遭受同样次数的电击,反而平安无事。

2. 心理护理

(1)消除不良情绪:患者的焦虑、恐惧和悲伤等不良情绪,大多与其对疾病缺乏正确认识有关。护理人员应耐心倾听患者的痛苦与困惑,了解患者存在的问题,使患者对所患疾病有正确的认识,从而走出误区,配合治疗,增加信心。

(2)调整行为方式:以良好的护患关系为基础,指导患者调整各种不良的生活方式与饮食习惯,避免心理社会因素的刺激,消除心理社会压力。帮助患者建立正确的自我观念,学会放松,学会表达,悦纳自己,自在生活。

(五)癌症

1. 心理社会因素

(1)人格因素:研究表明,C 型行为属癌症易感人格,其主要表现为喜欢抑制烦恼、绝望或悲痛情绪;害怕竞争,逃避现实;表面上处处牺牲自己来为别人打算,但是心中其实又有所不甘;遇到困难,当时并不出击,到最后却做困兽犹斗等。

(2)情绪因素:生活中有很多使人产生应激反应、导致情绪变化的因素,如果缺乏合理的应对方式,不能有效排解负性情绪,造成长期情绪压抑,易导致癌症的产生。

(3) 行为方式：世界卫生组织已将癌症划分为"生活方式疾病"，不合理的膳食、吸烟、酗酒、室内污染及运动缺乏等均与癌症的发病有密切关系。

2. 心理护理

(1) 增强患者信心：鼓励患者表达自身的情绪情感，耐心听取患者的内心感受，并及时给予疏导，使其树立正确的生死观，恰当评价自身症状，理性地面对现实。应鼓励患者间的讨论与交流，创设积极的群体氛围，增强与疾病作斗争的信心。

(2) 实施心理暗示：异常心理可致癌，积极心理可抗癌，患者的心理状态直接影响治疗效果。晚期癌症患者常常要经受精神打击和持续疼痛的双重折磨，护理人员应有高度的同情心和责任感，多采用暗示性言语、安慰剂等心理暗示法以减轻患者的痛苦。

(3) 加强患者自护：癌症病程长，过程痛苦。可以通过自我放松训练，消除患者的心理压力和负性情绪，以调节其机体的免疫功能，增强患者自身的抗癌能力，促进肿瘤的逆转和康复。可以采用气功、瑜伽、催眠、生物反馈等治疗方法。

讨论与思考

1. 案例一 患者，男，56岁，干部。因上腹部不适、黄疸，到医院检查被诊为"肝癌"。既往应酬繁多，时常饮酒过量。妻子代诉：患者虽个性急躁，但与同事、朋友相处愉快；工作有魄力，家务有主见。住院期间，常主诉肝区疼痛。并经常表现出对家庭的愧疚，情绪抑郁。住院期间主要照顾者为妻子，子女因工作忙只能轮流来院探视，家人的互动及感情良好；但患者的妻子常在患者身体不适和谈及后事时，感到手足无措，常在患者病床旁黯然神伤，并向护士诉说其心中不舍及害怕面对患者的死亡。

(1) 心理护理的目标是什么？需遵循哪些原则？

(2) 该患者有哪些心理特点？

(3) 对该患者作出心理护理诊断。

2. 案例二 患者，女，50岁，干部，被确诊为直肠癌，病理结果是低分化腺癌，并进行直肠癌根治术。术后转来本院接受化疗，入院后言语很少，经常唉声叹气，总是带着一副忧郁的神情，常常为一点小事与丈夫产生分歧引发争执。患者自诉：1年前，母亲去世。母亲辛苦了一辈子，最后因摔伤致残，瘫痪在床达3年之久，而自己因为工作忙一直没有时间照顾老人，因此，感到一份深深的自责，此后心情沉重，一直处在一种抑郁状态，做什么事都高兴不起来。

(1) 请说明心理护理的实施程序。

(2) 简述心身疾病的心理护理原则及方法。

(3) 简述对该患者的心理护理措施。

（田禾丰　杨明荣）

第 6 章

神经症与人格障碍患者的心理护理

学习要点
1. 神经症常见类型的临床表现
2. 癔症的病因与常见临床表现
3. 神经症与癔症患者的心理护理
4. 人格障碍常见类型的临床表现
5. 人格障碍患者的心理护理

第一节 神经症和癔症患者的心理护理

神经症是一组主要表现为焦虑、强迫、恐惧、抑郁、疑病、神经衰弱、多种躯体不适症状的精神障碍。癔症是一种以解离、转换症状为主的精神障碍。神经症和癔症有一定人格基础,起病常受心理社会因素影响。症状没有可证实的器质性病变作基础,与患者的现实处境不相称,但患者对存在的症状感到痛苦和无能为力,自知力完整或基本完整,病程多迁延。

神经症的总患病率国外报道在5%左右,我国1990年调查,神经症总患病率为1.5%,常见有焦虑症、强迫症、恐惧症、神经衰弱、躯体形式障碍。癔症总患病率为0.13%。女性高于男性,常见于青春期和更年期,以文化程度低、经济状况差、家庭气氛不和睦者患病率较高。因神经症和癔症患者常以躯体症状为主诉,许多患者往往到综合医院去就诊。

一、临床表现

(一)焦虑症

焦虑症是一种以焦虑情绪为主的神经症。以广泛和持续焦虑或反复发作的惊恐不安为主要特征,常伴有自主神经功能紊乱、肌肉紧张与运动不安等。以上症状是原发的,患者的焦虑情绪并非由于实际的威胁所致,其紧张、惊恐的程度与现实处境很不相称。临床上分为惊恐障碍和广泛性焦虑障碍两种表现形式。

1. **广泛性焦虑障碍** 又称慢性焦虑症,常缓慢起病,以经常或持续存在的原发性焦虑为主要临床表现。病人因难以忍受又无法解脱,而感到痛苦。具体表现为缺乏明确对象和具体内容的提心吊胆、过分担心、紧张、害怕;可出现肌肉紧张及运动性不安,如坐卧不安、搓手顿足;常伴有显著的自主神经功能紊乱症状,如口干、出汗、心悸、气急、皮肤潮红或苍白、尿频、腹泻等。

2. **惊恐障碍** 又称急性焦虑症,发作无明显诱因、无相关的特定情境,具有不可预测性和突然性,短暂而强烈,患者常体会到濒临灾难性结局的害怕和恐惧。具体表现为突如其来的惊恐体验,伴有濒死感、失控感及严重的自主神经功能紊乱症状。一般历时 5~10min,很少超过 1h,可自行缓解。发作时意识清晰,事后能回忆。在发作间歇期,除害怕再发作外,无明显症状。许多患者由于担心再次发病时得不到帮助而出现回避行为。发作频繁,1 个月内至少有 3 次,或者首次典型发作后继之以害怕再发作的焦虑持续 1 个月以上。

> **重点提示**
>
> 广泛性焦虑障碍的基本特征为泛化和持续的焦虑,并非局限于任何特定的外部环境。惊恐障碍以惊恐发作为主要症状,是焦虑症的亚型。各种躯体疾病或精神障碍的惊恐发作症状,确切地应称作惊恐发作综合征。

(二) 强迫症

强迫症是一种以强迫症状为主的神经症。以有意识的自我强迫和反强迫并存为主要特点,二者强烈冲突使患者感到焦虑和痛苦。通常在青少年期发病,其强迫症状起源于患者内心,而非别人或外界影响强加的。

1. **强迫思想** 包括强迫观念、强迫回忆、强迫性对立观念、穷思竭虑、害怕丧失自控能力等。患者反复思考和联想同一观念,明知多余但欲罢不能;对常识或自然现象强迫性穷思竭虑;对自己做过的事的可靠性强迫怀疑;对过去的经历回忆;体会到一种强烈的冲动要去做某种违背自己意愿的事情,但一般不会转变为行为的强迫意向。

2. **强迫行为** 多为减轻强迫观念引起的焦虑,而不得不采取的顺应行为。包括强迫性洗涤、检查、计数、询问及强迫性仪式动作等,患者也意识到这些症状是不必要的、异常的,因此,试图抵抗,但不能奏效。病程迁延者可表现为仪式动作为主,虽精神痛苦减轻,但社会功能严重受损。

(三) 恐惧症

恐惧症是一种以过分和不合理地惧怕外界某种客观事物或情景为主的神经症。发作时常伴有显著的焦虑及自主神经症状。患者明知这种恐惧反应是不必要的,但在相同场合下仍反复出现且难以控制,患者常主动回避所恐惧的客观事物或情境,以致影响到正常的工作和生活。根据恐惧对象的不同可将恐惧症归纳为场所恐惧症、社交恐惧症、特殊恐惧症 3 种临床类型。

1. **场所恐惧症** 是恐惧症中最常见的一种,女性多于男性,主要表现为对某些特定环境的恐惧,如高处、广场、密闭的环境和拥挤的公共场所等。患者害怕离家或独处,害怕进入商店、剧场、车站或乘坐公共交通工具等。

2. **社交恐惧症** 主要特点是害怕被人注视,一旦发现别人注意自己就不自然。表现为在社交场合感到害怕、局促不安、尴尬,怕成为人们耻笑的对象,因而回避社交活动。如不敢当众说话、不敢与陌生人对视、集会不敢坐在前面等。

3. **特殊恐惧症** 是对特定物体或情境产生强烈的、不合理的惧怕与厌恶。恐惧对象常见的为某种动物或昆虫，如蛇、犬、猫、鼠、蟾蜍、蜘蛛等；某些自然现象，如黑暗、雷电，也可以是血液、尖锐锋利的物品等。

（四）神经衰弱

神经衰弱是指大脑由于长期的情绪紧张和精神压力，使精神活动能力减弱的神经症，其主要特征是精神易兴奋和脑力易疲劳，常伴有情绪不稳、易激惹、睡眠障碍、头痛、多种躯体不适等症状，这些症状不能归于躯体疾病、脑器质性疾病或某种特定的精神疾病。神经衰弱是一种以脑力和体力的虚弱感为特征的神经症。主要表现有下列两种类型且彼此有相当的重叠。

1. 用脑后倍感疲倦，常伴有职业成就或应对日常事务效率时的一定程度的下降。患者常诉说精神疲惫、注意力集中困难、容易分心，并常有令人不快的联想或回忆闯入脑中，思考问题没有效率。

2. 轻微的体力劳动后即感虚弱和极为疲乏，伴以肌肉疼痛和不能放松。有各种不快的躯体感觉，常见的有头晕、紧张性头痛和不安定感。

> **重点提示**
>
> 神经衰弱患者的疲劳常伴有不良心境，常有情境性和弥散性，并且疲劳时，不伴有欲望与动机的减退，其欲望与动机不但没有减退，反而有"心有余而力不足"之感。

（五）躯体形式障碍

躯体形式障碍是一种以持久的担心或相信各种躯体症状的优势观念为特征的神经症。躯体症状无法以器质性变化来加以证实，实验室检查也不支持这些临床表现。患者反复就医，而各种医学检查阴性和医师的解释均不能打消其疑虑，因而可引起社会的、职业的或其他功能的损害。这些躯体症状被认为是心理冲突和个性倾向所致。躯体形式障碍包括躯体化障碍、未分化躯体形式障碍、疑病症及躯体形式的疼痛障碍等多种形式。

1. **躯体化障碍** 以多种、反复出现、经常变化的躯体不适症状为主的神经症。常伴有明显的焦虑、抑郁情绪。病程至少2年以上，常见症状有疼痛（部位涉及头、颈、胸、腹、四肢等）、胃肠道症状（恶心、呕吐、腹胀、腹痛等）、泌尿生殖系统（尿频、排尿困难）、假神经系统症状（共济失调、肢体瘫痪或无力、吞咽困难、失聪、失明、抽搐）等。

2. **未分化躯体形式障碍** 患者常自诉一种或多种躯体症状，具有多变性，其临床表现类似躯体化障碍，但不够典型。病程在6个月以上，但不足2年。

3. **疑病症** 主要临床表现是担心或相信自己患有某种严重的躯体疾病，其关注程度与实际健康状况很不相称。患者因此反复就医，各种医学检查阴性的结论和医师的解释不能消除患者的顾虑。

4. **躯体形式的疼痛障碍** 主要表现是一种不能用生理过程或躯体障碍予以合理解释的持续、严重的疼痛。情绪冲突或心理社会问题直接导致疼痛的发生，经过检查未发现相应主诉的躯体病变。病程迁延，常持续6个月以上，并使社会功能受损。

> **重点提示**
>
> 凡患者以一种或多种躯体不适症状为主要表现,而医学检查却不能发现相应的器质性病变的证据;或虽然有躯体疾病的存在,但与其症状的严重程度或持续的时间很不相称者,就要考虑到躯体形式障碍的可能。

(六)癔症

癔症是一种以解离症状和转换症状为主的精神障碍。本障碍有癔症性人格基础,起病与应激事件之间有明确联系,其症状具有做作、夸大或富有情感色彩等特点,缺乏相应的器质性基础。可由暗示诱发或消失,有反复发作倾向。自知力基本完整,癔症性精神病或癔症性意识障碍除外。癔症的临床表现复杂多样,归纳起来可分为下述3类。

1. 癔症性精神障碍(解离症状)

(1)意识障碍:包括周围环境意识和自我意识障碍。对周围环境的意识障碍主要指意识范围的狭窄,以蒙眬状态或昏睡较多见,严重者可出现癔症性木僵,有的患者表现为癔症性神游;自我意识障碍又称癔症性身份障碍,包括交替人格、双重人格、多重人格等。

(2)情感暴发:癔症发作的常见表现。患者表现为在精神刺激之后突然发作,时哭时笑、捶胸顿足、呼天抢地、吵闹不安,有的自伤、伤人、毁物,有明显的发泄情绪的特征。在人多时,表现更明显,内容更丰富。历时10多分钟,能自行缓解,多伴有选择性遗忘。

(3)癔症性痴呆:假性痴呆的一种。表现为明显的幼稚行为时称童样痴呆。表现为对简单的问题给予近似回答称为Ganser综合征。

(4)癔症性遗忘:为遗忘了某阶段的经历或某一性质的事件,而那一段事情往往与精神创伤有关。

(5)癔症性精神病:为癔症性精神障碍最严重的表现形式。反复出现以幻想性生活情节为内容的片断幻觉或妄想。意识蒙眬背景下出现行为紊乱,表演性矫饰动作,或幼稚与混乱的行为,或以木僵为主,以及人格解体症状,发作时间较上述各种类型长,但一般不超过3周,缓解后无遗留症状。

2. 癔症性躯体障碍(转换症状)

(1)运动障碍:较常见为痉挛发作、局部肌肉抽动或阵挛、肢体瘫痪、行走不能等。痉挛发作与癫痫大发作相似,但持续时间较长,抽动幅度大,多发生于有人在场时;局部肌肉抽动和肌阵挛与癫痫局部发作或舞蹈症相似;癔症性瘫痪可表现为单瘫、截瘫或偏瘫,伴肌张力增强或弛缓,而无神经系统损害的体征;部分患者可出现言语、运动障碍。

(2)感觉障碍:包括感觉过敏、感觉缺失(感觉缺失范围与神经分布不一致)、感觉异常(如咽部梗阻感、异物感,又称癔球症;头部紧箍感;心因性疼痛等)、癔症性失明、癔症性耳聋等。

3. 流行性癔症(癔症的集体发作) 是癔症的特殊形式。多发生在共同生活、经历和观念基本相似的人群中。起初为一人发病,周围目睹者受到感应,在暗示和自我暗示下相继出现类似症状,短时间内暴发流行。这种发作一般历时短暂,女性较多见。

> **重点提示**
>
> 癔症的临床症状包括癔症性精神障碍、癔症性躯体障碍,流行性癔症是癔症的特殊形式。

二、治疗原则

神经症和癔症的治疗,主要依靠心理治疗与药物治疗的联合应用。

1. 心理治疗　是主要治疗形式,其目的在于让患者逐渐了解所患疾病的性质,改变其错误的观念,解除或减轻精神因素的影响,使患者正确评估自己的身心健康状况。心理治疗不但可以缓解症状,加快自然的治愈过程,而且能够帮助患者学会新的应对应激的策略和对付未来问题的方法。这对于消除病因、巩固疗效是至关重要的,也是药物治疗无法达到的。

> **重点提示**
>
> 常用的心理治疗方法有心理疏导、认知疗法、行为疗法、精神分析疗法、暗示疗法等。

2. 药物治疗　治疗神经症和癔症的药物种类较多,如抗焦虑药、抗抑郁药及促进脑代谢药等。药物治疗主要是对症治疗,可针对患者的症状进行选药。药物治疗的优点是控制相应症状起效较快,尤其是早期与心理治疗合用,有助于尽快缓解症状,提高患者对治疗的信心,促进心理治疗的效果与患者的遵医行为。

3. 癔症的诱导疗法　诱导疗法是经改良后的一种暗示治疗。首先以乙醚 0.5ml 静脉注射,并配合言语暗示,告知患者在嗅到某种特殊气味后"老病"便会发作。让其无须顾虑其发作,称发得越彻底越好。待其发作高峰期过后,即以适量蒸馏水胸前皮内注射,并配合言语暗示,称病已发作完毕,此药物注射后即可病愈。机智的暗示治疗常可收到戏剧效果。

三、心理护理

1. 建立良好的护患关系　以和善、真诚、支持、理解的态度对待患者,耐心地协助患者,使患者感到自己是被接受、被关心的。

2. 鼓励患者表达自己的情绪　协助其识别和接受负性情绪及相关行为,接受自己的身体症状,增加患者的自我控制能力。

3. 帮助患者学会放松　学习和训练新的应对技巧,强化患者正性的控制紧张焦虑等负性情绪的技巧。利用生物反馈仪训练肌肉放松、静坐、慢跑、气功、太极拳等都是十分有效地减轻紧张、焦虑情绪的方法。

4. 激发患者的能力和优势　鼓励患者敢于面对疾病的表现,忽略其缺点和功能障碍,提供可能解决问题的方案,并鼓励和督促实施。

> **重点提示**
>
> 和患者共同探讨与疾病有关的应激及应对方法是非常重要的护理环节,学习新的应对方法,接受和应付不良情绪,能使患者正确认识和对待疾病,并在不断的交谈中了解和清楚患病的原因,增强对应激事件的认识能力。

第二节 人格障碍患者的心理护理

人格障碍是指人格特征明显偏离正常,使患者形成了一贯的、反映个人生活风格和人际关系的异常行为模式。这种模式极端或明显偏离特定文化背景、一般认知方式,对社会环境适应不良,明显影响其社会功能与职业功能,并已具有临床意义,常自感精神痛苦。人格障碍通常始于童年或青少年期,并长期持续发展至成年或终生,仅少数患者成年后可能在程度上有所改善。

人格障碍的产生有后天环境习得因素,也与先天遗传因素有关,有人统计 1929~1977 年 12 篇双生子犯罪问题的研究,共计 339 例单卵双生,同时犯罪者 185 例,占 55%;双卵双生者 426 例,同时犯罪者 73 例,占 17%,说明罪犯(其中一部分系人格障碍患者)在生物遗传因素中,可能提供了情绪暴发性与行为冲动性的生理素质,加上后天不良环境的影响,从而出现社会违法行为。

应注意人格障碍与人格改变的区别,人格障碍是在发育过程中人格发展产生了稳定、持久和明显的异常偏离。相反,人格改变是继发的获得性异常,通常出现在成年期,在严重的或持久的应激、极度的环境隔离、严重的精神障碍或脑部疾病或损伤之后发生。

一、临床表现

1. **偏执型人格障碍** 以猜疑和偏执为特点,表现为:①对周围的人或事物敏感、多疑、不信任,经常无端怀疑别人要伤害、欺骗或利用自己,或认为有针对自己的阴谋。②遇挫折或失败时,则埋怨、怪罪他人,推诿客观,强调自己有理。③常有病理性嫉妒观念,怀疑恋人有新欢或伴侣不忠。易记恨他人,对自认为受到轻视、侮辱、不公平待遇等耿耿于怀,引起强烈的敌意。④易感委屈,评价自己过高,自命不凡。总感到自己怀才不遇、不被重视或受压制、被迫害。对他人的过错更不能宽容,固执地追求不合理的利益或权力,忽视或不相信与其想法不符的客观证据。

2. **分裂型人格障碍** 以观念、行为、外貌装饰的奇特、情感冷漠、人际关系明显缺陷为特点,表现为:①性格明显内向或孤独、被动、退缩,与家庭和社会疏远,独来独往;②面部表情呆板,对人冷漠,对批评和表扬无动于衷,缺乏情感体验,甚至不通人情;③常不修边幅,服饰奇特,行为古怪,不能顺应世俗,行为不合事宜或目的不明确;④言语结构松散、离题,用词不妥,模棱两可,繁简失当,但非智能障碍;⑤爱幻想,别出心裁,脱离现实,有奇异信念;⑥可有牵连、猜疑、偏执观念及奇异感知体验。

3. **反社会型人格障碍** 以行为不符合社会规范,经常违法乱纪,对人冷酷无情为特点。患者往往在少儿期就出现品行问题,甚至出现犯罪行为,成年后习性不改,主要表现为:①行为不符合社会规范,甚至违法乱纪;②对家庭亲属缺乏爱和责任心,不抚养子女或不赡养父母,待人冷酷无情;③经常撒谎、欺骗,以获私利或取乐;④缺乏自我控制,易激惹、冲动,并有攻击行为;⑤无道德观念,对善恶是非缺乏正确判断,且不吸取教训,无内疚感;⑥极端自私与自我中心,往往是损人利己或损人不利己,以恶作剧为乐,无羞耻感。

> **重点提示**
>
> 反社会人格障碍患者不一定都违法犯罪,犯罪者中也只有一部分人存在人格障碍,另一部分则属于正常人格。鉴别要点是前者15岁前即有许多品行障碍的个人史记录,情绪暴发冲动性特征突出。

4. **攻击型人格障碍** 以阵发性情感暴发,伴明显冲动性行为为特征,常表现为:①情感不稳,易激惹,易与他人发生冲突,难以自控,事前难以预测,发作后对自己的行为虽懊悔,但不能防止再发;②人际关系强烈而不稳定,时好时坏,几乎没有持久的朋友;③激情发作时,对他人可作出攻击行为,也可自杀、自伤;④在日常生活和工作中同样表现出冲动性,缺乏目的性,缺乏计划和安排,做事虎头蛇尾,很难坚持需长时间才完成的某一件事。

5. **表演型人格障碍** 以过分感情用事或夸张言行以吸引他人注意为特点,表现为:①情感体验较肤浅,情感反应强烈易变,常感情用事,按自己的喜好判断事物好坏。②爱表现自己,行为夸张、做作,犹如演戏,经常需要别人注意。③常渴望表扬和同情,经不起批评,爱撒娇,任性、急躁,胸襟较狭隘。自我中心,主观性强,强求别人符合其需要或意愿,不如意时则强烈不满,甚至立即使对方难堪。④暗示性强,意志较薄弱,容易受他人影响或诱惑。⑤爱幻想,不切合实际,夸大其词,可掺杂幻想情节,缺乏具体真实细节,难以核实或令人相信。喜欢寻求刺激而过分地参加各种社交活动。

6. **强迫性人格障碍** 以过分要求严格与完美无缺为特征,常表现为:①对任何事物都要求过严、过高,循规蹈矩,按部就班,不容改变,否则感到焦虑不安,并影响其工作效率;②拘泥细节,甚至对生活小节也要程序化,有的好洁成癖,若不按照要求做就感到不安;③常有不安全感,往往穷思竭虑或反复考虑,对计划实施反复检查、核对,唯恐有疏忽或差错;④主观、固执,比较专制,苛求别人,过分挑剔;⑤遇到需要解决问题时常犹豫不决,推迟或避免作出决定;⑥常过分节俭,甚至吝啬;⑦过分沉溺于职责义务与道德规范,责任感过强,过分投入工作,业余爱好较少,缺少社交友谊往来;⑧工作后常缺乏愉快和满足的内心体验,相反,常有悔恨和内疚。

7. **焦虑型人格障碍** 以一贯感到紧张、懦弱、胆怯、不安全、自卑为特征,表现为:①胆小,易惊恐,有持续和广泛的紧张、忧虑;②敏感羞涩,对任何事情都表现惴惴不安;③有自卑感,常不断追求受人欢迎和被人接受,对排斥和批评过分敏感;④日常生活中惯于夸大潜在危险,达到回避某些活动的程度;⑤个人交往十分有限,对与他人建立关系缺乏勇气。

8. **依赖型人格障碍** 以缺乏自信,不能独立,感到孤独无助和笨拙,情愿把自己置于从属的地位为特征,表现为:①衣食住行和空闲时间安排都由父母或他人做主;②不能独立生活,许可他人对其生活的主要方面承担责任;③每当独处时便感到极大的不适;④智能或情感方面缺乏精力和生气。

> **重点提示**
>
> 人格障碍患者的个人内心体验与行为特征在整体上与其文化所期望的和所接受的范围明显偏离,如认知(感知及解释人和事物,由此形成对自我及他人的态度和行为的方式)、情感(范围、强度及适当的情感唤起和反应)、控制冲动及满足个人需要等异常偏离。

二、治疗原则

1. **心理治疗** 对人格障碍很有帮助,通过深入接触,同障碍者建立良好关系,帮助其认识个性的缺陷,进而使其明白个性是可以改变的,努力鼓励重建自己健全的行为模式。

2. **药物治疗** 抗精神病药、单胺氧化酶抑制药(MAOI)、锂盐、卡马西平、苯二氮䓬类药物(BZ类药物)、抗癫痫药、受体阻滞药、5-HT类药物等对人格障碍有疗效。

儿童或少年期发生的人格障碍预后良好,经过适当的教育、关心和帮助,可以消除而不迁延。成年人的人格障碍预后也并非都不理想。

三、心理护理

1. **建立良好护患关系** 对患者表示尊重、关怀,主动接触患者,了解其心声,理解其感受,满足其合理需求,以取得信赖。

2. **正面教育** 适时地以诚恳的态度明确地告知患者,不能接纳其反社会行为,与患者讨论、分析不良行为对人对己的危害性,并鼓励其改进。

3. **重塑行为** 要注意了解患者的特长和优点,创造条件使其表现个人的合理行为。当理想的行为出现时,及时给予鼓励和肯定,逐步学会适当的人际交往和正向情感培养。

4. **建立正确的价值观和人生观** 引导患者尊重他人的人格和人权,对个人需要不能只考虑自我满足,避免由此引发的不适当的人际交往和不良行为,必须学会凡事要为别人着想,逐步做到能根据实际情况适当延迟满足个人的欲望。树立信心,努力纠正自身的个性缺陷。

讨论与思考

1. **案例一** 患者,女,32岁,已婚,家庭主妇。性格内向,易激惹、好强固执、易生闷气,多疑多虑、做事犹豫不决。5年前,患者生下一女孩,婆婆很不高兴。一天夜里患者突然出现全身发抖,手发麻,感觉胸闷、心慌,喘不过气来,觉得自己要窒息死亡。此后10余年,以上症状时常发生,患者怀疑自己心脏有病,做各种检查均未发现异常。1年前,公司效益下滑,因担心被公司解雇,以上症状加重。一次在逛街时突然觉得极度紧张害怕,心跳厉害,胸口闷紧,呼吸困难,有一种濒临死亡的感觉,经医院检查未发现异常,未做处理自行缓解。

(1) 本病例最有可能的诊断是神经症还是癔症?
(2) 试述焦虑症的分类,急性焦虑症与恐惧症的主要区别。
(3) 简述神经症的治疗和心理护理要点。

2. **案例二** 患者,男,40岁,已婚,大学文化。自幼学习努力,遵纪守法,成绩优秀。在家主动做家务,干活有条不紊,但不能容忍家人乱放东西。做作业效率低,即使写错一个字也要将此页重写。大学毕业后在企业上班,因工作认真,不久即被提拔为部门经理。此后做事更加精益求精,并要求部下绝对按自己固定方式和先后顺序做事,否则大发雷霆,因此,人际关系紧张,无业余爱好,无亲密朋友,但对人尚热情诚实。意识清晰,交谈切题,智能正常,对自己的行为模式不以为苦。

(1)分析各种人格障碍的特征。

(2)本病例最有可能是哪种人格障碍?

(3)试述人格障碍患者的心理治疗和心理护理要点。

(徐梅林 哈力旦·玉素甫)

第 7 章

精神障碍的常见症状与诊断

> **学习要点**
> 1. 精神症状的主要特点
> 2. 常见的精神症状
> 3. 精神障碍的病因
> 4. 精神障碍的分类与诊断原则

精神障碍又称精神疾病,是指在各种不良因素的作用下,大脑功能活动发生紊乱,导致感知、思维、情感、行为和意志等精神活动不同程度障碍的总称,是一类严重危害人类心身健康的疾病。

第一节 精神障碍的症状

异常的精神活动通过人的外显行为,如语言、表情、行为等表现出来,称为精神症状。精神症状是大脑功能障碍的表现,是精神障碍临床诊断的主要依据。每一症状都有其明确的定义,并具有以下特点。①症状的出现不受患者意识的控制;②症状一旦出现,难以通过转移令其消失;③症状的内容与周围客观环境不相称;④症状的出现多伴随痛苦体验;⑤症状会给患者带来不同程度的社会功能损害,如生活、工作、学习、人际交往与沟通等。精神活动各个心理过程的主要精神症状分述如下。

一、认知障碍

(一)感觉障碍

1. 感觉过敏 是对外界刺激感受性增高,对一般刺激都难以忍受等。如感到阳光特别刺眼,声音特别刺耳,轻微地触摸皮肤感到疼痛难忍等。多见于神经症、更年期综合征等。

2. 感觉减退 是对外界刺激的感受性减弱,感觉阈值增高,患者对强烈刺激感觉轻微或完全不能感知(感觉缺失)。可见于抑郁状态、木僵状态和意识障碍等。

3. 内感性不适 是躯体内部产生的各种不舒适和(或)难以忍受的异样感觉,如挤压、牵拉、游走、蚁爬感等,性质难以描述,没有明确的局部定位,可继发疑病观念。多见于神经症、精神分裂症、抑郁状态和躯体化障碍等。

(二)知觉障碍

1. 错觉　是指对具体客观事物整体属性的歪曲的知觉。多见于感染、中毒因素等导致意识障碍时出现。

2. 幻觉　是指在没有客观事物刺激感官时出现的虚幻的知觉体验。幻觉是最常见而且重要的精神障碍症状,常与妄想伴随。根据其所涉及的感官分为幻听、幻视、幻嗅、幻味、幻触、内脏性幻觉。

(1)幻听:患者可听到单调的或嘈杂的声音。最多见的是言语性幻听,幻听的内容通常是对患者的命令、赞扬、辱骂或斥责;非言语性幻听,多见于脑器质性病变,可为机器轰鸣声、流水声等。幻听可见于多种精神障碍,其中评论性幻听、议论性幻听和命令性幻听为诊断精神分裂症的重要症状。

(2)幻视:内容丰富多样,从单调的光、色、形到人物、景象、情境等。在意识障碍时,幻视多为生动鲜明的形象,并有恐怖性质,多见于躯体疾病伴发精神障碍的谵妄状态。在意识清晰时,出现的幻视多见于精神分裂症。

(3)幻嗅:患者闻到一些难闻的气味。如烂苹果味、腥臭味、化学物品烧焦味、浓烈刺鼻的药物气味及躯体发出的狐臭味等,可见于精神分裂症。

(4)幻味:患者尝到食物内有某种特殊的怪味,因而拒食。常继发被害妄想,主要见于精神分裂症。

(5)幻触:也称皮肤触幻觉。患者感到皮肤上有某种异常的感觉,如虫爬感、针刺感等。可见于精神分裂症或器质性精神障碍。

(6)内脏性幻觉:患者对躯体内部某一部位或某一脏器的一种异常知觉体验。如感到肠扭转、肺扇动、肝破裂、心脏穿孔、腹腔内有虫爬行、子宫内龟裂等,常与疑病妄想或被害妄想伴随出现。多见于精神分裂症及抑郁症。

> **重点提示**
>
> 按幻觉体验的来源可分为真性幻觉和假性幻觉。前者患者体验到的幻觉形象鲜明,如同外界客观事物形象一样,存在于外部客观空间,是通过感觉器官而获得的。后者的幻觉形象不够鲜明生动,产生于患者的主观空间,如脑内、体内,幻觉不是通过感觉器官而获得。

(三)感知综合障碍

感知综合障碍指患者能感知客观事物,但对某些个别属性,如大小、形状、颜色、距离、空间位置等产生错误的感知,常见感知综合障碍有以下表现形式。

1. 视物变形症　患者感到周围的人或物体的大小、形状、体积等发生了变化。

2. 空间知觉障碍　患者感到周围事物的距离发生改变,如候车时汽车已驶进站台,而患者仍感觉汽车离自己很远。

3. 时间感知综合障碍　患者对时间的快慢出现不正确的知觉体验。如感到时间在飞逝,似乎身处于"时空隧道"之中,外界事物的变化异乎寻常地快;或者感到时间凝固了,岁月不再流逝,外界事物停滞不前。

4. **非真实感** 患者感到周围事物和环境发生了变化,变得不真实,视物如隔一层帷幔,像雾中花、水中月。

> **重点提示**
>
> 感知综合障碍即患者对客观事物能感知,但对个别属性产生错觉,常见于癫痫、精神分裂症、抑郁症及神经症等。

(四) 注意障碍

1. **注意增强** 为有意注意的增强,如有妄想症状的患者,对环境保持高度的警惕,过分地认为别人的一举一动是针对他的。疑病观念的患者注意增强,能感受身体的各种细微变化,过分地注意自己的健康状态。

2. **注意减退** 是有意及无意注意的兴奋性减弱,注意的广度缩小,注意的稳定性也显著下降。多见于神经衰弱、脑器质性精神障碍及伴有意识障碍时。

3. **注意涣散** 为有意注意的不易集中,注意稳定性降低所致,多见于神经衰弱、精神分裂症和儿童多动综合征。

4. **注意狭窄** 是指注意范围的显著缩小,当注意集中于某一事物时,不能再注意与之有关的其他事物,见于意识障碍或智能障碍患者。

5. **注意转移** 主要表现为有意注意不能持久,注意稳定性降低,很容易受外界环境的影响而使注意的对象不断转换,可见于躁狂症。

(五) 记忆障碍

1. **记忆增强** 病态的记忆增强,对病前不能且不重要的事都能回忆起来,主要见于躁狂症和偏执状态患者。

2. **记忆减退** 是指记忆基本过程的普遍减退,临床上较多见。轻者表现为近期回忆的减弱,严重时远记忆力也减退,如回忆不起个人经历等。

3. **错构** 是记忆的错误,对过去经历过的事件,在发生的人物、地点、情节,特别是在时间上出现错误回忆。多见于老年性、动脉硬化性、脑外伤性痴呆和酒精中毒性精神障碍。

4. **虚构** 是指由于遗忘,患者以想象的、未曾亲身经历过的事件来填补自身经历的记忆缺损。多见于各种原因引起的痴呆。

5. **遗忘** 指部分或全部不能回忆以往的经验。脑震荡、脑挫伤的患者可发生顺行性遗忘;逆行性遗忘多见于脑外伤、脑卒中发作后。

> **重点提示**
>
> 遗忘常见于意识障碍、痴呆及其他脑器质性疾病。一段时间内全部经历的丧失称作完全性遗忘;仅仅是对部分经历或事件不能回忆称作部分性遗忘。

(六)思维障碍

思维障碍临床表现多种多样,主要包括思维形式障碍和思维内容障碍。

1. **思维形式障碍** 包括思维的量和速度的变化、思维联想过程障碍及思维逻辑障碍。

(1)思维奔逸:指联想速度加快、数量增多、内容丰富生动。表现健谈,说话滔滔不绝、出口成章。语言增多,语速加快,说话的主题随环境而改变(随境转移)。也可有音韵联想(音联)或字意联想(意联)。多见于躁狂症、精神分裂症和器质性精神障碍。

(2)思维迟缓:又称联想抑制,指联想速度的减慢、联想数量的减少和联想困难。表现言语缓慢、言语减少,声音低,反应迟缓。患者自觉脑子笨,反应慢,思考问题困难,或者感到"脑子不灵了""脑子迟钝了"。多见于抑郁症。

(3)思维贫乏:指联想数量减少,概念与词汇贫乏。患者体验到脑子空洞无物,没有什么东西可想。表现为沉默少语,谈话言语空洞单调或词穷句短,回答简单。严重的患者也可以什么问题都回答不知道。见于精神分裂症、脑器质性精神障碍及精神发育迟滞。

(4)思维散漫:指思维的目的性、连贯性和逻辑性障碍。患者思维活动表现为联想松弛,内容散漫,缺乏主题。说话东拉西扯,以致别人弄不懂他要阐述的是什么主题思想。对问话的回答不切题,以致检查者感到交谈困难,严重时发展为思维破裂。多见于精神分裂症。

(5)思维破裂:指概念之间联想的断裂,建立联想的各种概念内容之间缺乏内在联系。表现为患者的言语或书写内容有结构完整的句子,但各句含意互不相关,令人不能理解。严重时,言语支离破碎,个别词句之间也缺乏联系,成了语词杂拌。多见于精神分裂症。

(6)病理性赘述:思维活动停滞不前、迂回曲折,联想呈流水账式,做过分详尽的累赘描述,表述不能简明扼要。多见于癫痫、脑器质性及老年性精神障碍等。

(7)思维中断:又称思维阻滞,患者无意识障碍,又无外界干扰等原因,思维过程突然出现中断。表现为患者说话时突然停顿,片刻之后又重新说话,但所说内容不是原来的话题。以上症状均为诊断精神分裂症的重要症状。

(8)思维插入和强制性思维:思维插入指患者感到有某种思想不是属于自己的,不受他的意志所控制。强制性思维又称思维云集,指患者体验到强制性地涌现大量无现实意义的联想。两种症状对诊断精神分裂症有重要意义。

(9)思维化声:患者思考时体验到自己的思想同时变成了言语声,而且自己和他人均能听到。多见于精神分裂症。

(10)思维扩散和思维被广播:患者体验到自己的思想一出现,即尽人皆知,为思维扩散;如果患者认为自己的思想是通过广播而扩散出去,为思维被广播。上述症状为诊断精神分裂症的重要症状。

(11)象征性思维:属于概念转换,以无关的具体概念代替某一抽象概念,不经患者解释,旁人无法理解。如某患者经常反穿衣服,以表示自己为"表里合一、心地坦白",常见于精神分裂症。

(12)语词新作:指概念的融合、浓缩及无关概念的拼凑。患者自创一些新的符号、图、形、文字或语言并表达一种离奇的概念。如"犭巿"代表狼心狗肺,"%"代表离婚。多见于青春型精神分裂症。

(13)逻辑倒错性思维:主要特点为推理缺乏逻辑性,既无前提也无根据,或因果倒置,推理离奇古怪,不可理解。

（14）强迫性思维：或称强迫观念，指在患者脑中反复出现的某一概念或相同内容的思维，明知没有必要，但又无法摆脱。

> **重点提示**
>
> 　　强迫性思维常伴有强迫动作，多见于强迫症，它与强制性思维不同，前者明确是自己的思想，反复出现，内容重复，后者体验到思维是异己的。

　　2. 思维内容障碍　又称妄想，是指在意识清醒的状态下，在病态推理和判断的基础上产生歪曲的信念。主要特征有：①患者意识清醒，信念的内容与事实不符，没有客观现实基础，但患者坚信不疑；②妄想内容均涉及患者本人，总是与个人利害有关；③妄想具有个人独特性，妄想内容因文化背景和个人经历而有所差异，但常有浓厚的时代色彩。临床上按妄想的内容分类如下。

　　（1）被害妄想：是最常见的一种妄想。患者坚信自己被跟踪、被监视、被诽谤、被隔离等。患者受妄想的支配可拒食、控告、逃跑或采取自卫、自伤、伤人等行为。多见于精神分裂症和偏执型精神障碍。

　　（2）关系妄想：患者将环境中与他无关的事物都认为是与他有关系。如认为周围人的聊天是在议论他，人们的一举一动都与他有一定关系。多见于精神分裂症。

　　（3）夸大妄想：患者认为自己有非凡的才智、至高无上的权利和地位，大量的财富和发明创造，或是名人的后裔。多见于躁狂症、精神分裂症和某些器质性精神障碍。

　　（4）罪恶妄想：又称自罪妄想，患者毫无根据地坚信自己犯了严重错误、不可宽恕的罪恶，对不起国家、同事及家人，应受严厉的惩罚，认为自己罪大恶极，死有余辜，以致坐以待毙或拒食、自杀，或要求劳动改造以赎罪。主要见于抑郁症，也可见于精神分裂症。

　　（5）疑病妄想：患者毫无根据地坚信自己患了某种严重躯体疾病或不治之症，因而到处求医，即使通过一系列详细检查和多次反复的医学验证都不能纠正。多见于精神分裂症、更年期及老年期精神障碍。

　　（6）钟情妄想：患者坚信自己被异性钟情。因此，患者采取相应的行为去追求对方，即使遭到对方严词拒绝，仍毫不置疑，而认为对方在考验自己对爱情的忠诚，仍反复纠缠不休。多见于精神分裂症。

　　（7）嫉妒妄想：患者无中生有地坚信配偶对自己不忠，另有情人。为此，患者跟踪监视配偶的日常活动或截留查阅配偶的来信、电子邮件及网络聊天记录、手机短信，检查配偶的衣服等，以寻觅私通情人的证据。可见于精神分裂症、更年期精神障碍。

　　（8）被洞悉感：又称内心被揭露。患者认为其内心所想的事，未经语言文字表达就被别人知道了，但是通过什么方式被人知道的则不一定能描述清楚。该症状对诊断精神分裂症具有重要意义。

　　（9）物理影响妄想：又称被控制感。患者觉得他自己的思想、情感和意志行为都受到外界某种力量的控制，如受到电波、超声波或特殊的先进仪器控制而不能自主。此症状是精神分裂症的特征性症状。

> **重点提示**
>
> 妄想按其起源与其他心理活动的关系可分为原发性妄想和继发性妄想。原发性妄想是突然发生,内容不可理解,与既往经历、当前处境无关,也不是来源于其他异常心理活动的病态信念。原发性妄想是精神分裂症的特征性症状。继发性妄想是发生在其他病理心理基础上的妄想,或在某些妄想基础上产生另一种妄想等。见于多种精神疾病。

(七) 智能障碍

1. **精神发育迟滞** 是指先天或在生长发育成熟以前(18岁以前),由于各种致病因素,使大脑发育不良或受阻,智能发育停留在一定的阶段,随着年龄增长其智能明显低于正常的同龄人。精神发育迟滞的严重程度分轻、中、重、极重度4级(表7-1)。

表7-1 智能不足的分级与相对智商

级别	智能不足的分级	心理年龄(岁)	智商
一级	轻度	9~12	50~70
二级	中度	6~9	35~49
三级	重度	3~6	20~34
四级	极重度	<3	低于20

2. **痴呆** 是后天获得的智能、记忆和人格的全面受损,具有脑器质性病变基础,临床上以缓慢出现的智能减退为主要特征。根据大脑病理变化的性质和所涉及的范围大小不同,可分类如下。

(1) 全面性痴呆:大脑的病变主要表现为弥散性器质性损害。智能活动的各个方面均受到损害,从而影响患者全部精神活动,常出现人格的改变,定向力障碍及自知力缺乏。可见于阿尔茨海默病和麻痹性痴呆等。

(2) 部分性痴呆:大脑的病变只侵犯脑的局部。如侵犯大脑血管的周围组织,患者只出现记忆力减退,理解力削弱,分析综合困难等,但其人格仍保持良好,定向力完整,有一定的自知力。可见于脑外伤后及血管性痴呆的早期。

> **重点提示**
>
> 临床上在强烈的精神创伤后可产生一种类似痴呆的表现,而大脑组织结构无任何器质性损害,称之为假性痴呆。可见于癔症、反应性精神障碍及严重的抑郁症等。

二、情感障碍

(一) 情感性质的改变

1. **情感高涨** 情感活动明显增强,表现为不同程度的病态喜悦,自我感觉良好,有与环境不相符的过分的愉快、欢乐。语音高昂,言行增多,眉飞色舞,喜笑颜开,表情丰富。表现可理解的、带有感染性的情绪高涨,且易引起周围人的共鸣,见于躁狂症;表现不易理解的、自得其乐的情感高涨状态称为欣快感,多见于脑器质性疾病或醉酒状态。

2. 情感低落 患者表情忧愁、无愉快感、闷闷不乐,觉得自己前途黯淡,严重时悲观绝望而出现自杀观念及行为。常伴有思维迟缓、动作减少及某些生理功能的抑制,如食欲缺乏、闭经等。情感低落是抑郁症的主要症状。

3. 焦虑 患者在缺乏相应的客观因素情况下,表现为顾虑重重、紧张、恐惧,以至搓手顿足似有大祸临头,惶惶不可终日,伴有心悸、出汗、手抖、尿频等自主神经功能紊乱症状。多见于焦虑症、恐惧症及更年期精神障碍。

4. 恐惧 是指面临不利的或危险的处境时出现的情绪反应。表现为紧张、害怕、提心吊胆,伴有明显的自主神经功能紊乱症状,如心悸、气急、出汗、四肢发抖,甚至大小便失禁等,恐惧还常导致逃避行为。可见于儿童情绪障碍及恐惧性神经症。

> **重点提示**
>
> 情感性质的改变可表现为突然出现躁狂、抑郁、焦虑和恐惧等情感。正常人在一定的处境下也可表现上述情感反应,因此,只有当此种反应不能依其处境及心理来解释时方可看作精神症状。

(二)情感波动性的改变

1. 情感不稳 表现为情感反应(喜、怒、哀、乐等)极易变化,从一个极端波动至另一极端,显得喜怒无常,变幻莫测。常见于脑器质性精神障碍。

2. 情感淡漠 指对外界刺激缺乏相应的情感反应,即使与自身有密切利害关系的事情也如此。可见于单纯型及慢性精神分裂症。

3. 易激惹 是一个相当常见的情绪症状。表现为耐受性降低,极易因小事而引起较强烈的情感反应,持续时间一般较短。

> **重点提示**
>
> 精神分裂患者的易激惹,常常无故发生,来去匆匆,事后像什么也没有发生一样。躁狂症患者的易激惹,一般事出有因,愤怒可持续相当久,往往伴有冲动行为。神经症患者的易激惹则常表现为竭力控制、发怒及后悔的三部曲。

(三)情感协调性的改变

1. 情感倒错 指情感表现与其内心体验或处境不协调。如患者听到令人高兴的事时,反而表现伤感,或在描述他自己遭受迫害时,却表现为愉快的表情。多见于精神分裂症。

2. 情感幼稚 指成年人的情感反应如同小孩,变得幼稚,缺乏理性控制,反应迅速而强烈,没有节制和遮掩。见于癔症或痴呆患者。

三、意志与行为障碍

(一) 意志障碍

1. 意志增强　指意志活动增多。在病态情感或妄想的支配下，患者可以持续坚持某些行为，表现出极大的顽固性。常见于精神分裂症偏执型。

2. 意志减弱　指意志活动的减少。患者表现出动机不足，常与情感淡漠或情感低落有关。常见于抑郁症及慢性精神分裂症。

3. 意志缺乏　表现为对任何活动都缺乏动机、目标，对生活毫无所求，随遇而安，对前途毫无打算，对工作毫无责任心，对外界失去兴趣，严重时本能的欲望也没有，行为孤僻、退缩，且常伴有情感淡漠和思维贫乏。多见于精神分裂症晚期及痴呆。

> **重点提示**
>
> 犹豫不决是指在患者的思维、情感与行动中，表现出一种矛盾意志，遇事缺乏果断，常常反复考虑，不知如何是好，优柔寡断，不能做出抉择（模棱两可现象）。情感方面表现出既信任又怀疑，既友好又敌视的模棱两可态度。多见于精神分裂症。

(二) 行为障碍

1. 精神运动性兴奋

(1) 协调性精神运动性兴奋：言语、动作和行为的增加与思维、情感活动增加协调一致，并与环境和谐。患者的行为是有目的的、可理解的，整体精神活动协调，多见于躁狂症。

(2) 不协调性精神运动性兴奋：主要是指患者的言语动作增多与思维、情感变化不协调。患者动作单调杂乱，无动机和目的性，使人难以理解，表现与外界环境不和谐。如紧张型精神分裂症的兴奋、青春型精神分裂症的愚蠢淘气的行为和装相、鬼脸等。

2. 精神运动性抑制

(1) 木僵：指动作行为和言语活动的完全抑制或减少，并经常保持一种固定姿势。严重的木僵，患者可不言、不动、不食、表情凝固，大小便潴留，对刺激无反应，维持时间长。轻度木僵表现为问之不答、呼之不动、表情呆滞。较轻的木僵可见于严重抑郁症、反应性精神障碍及脑器质性精神障碍。严重的木僵见于精神分裂症。

(2) 蜡样屈曲症：是在木僵的基础上出现，患者的肢体任人摆布，即使是不舒服的姿势，也较长时间似蜡塑一样维持不动称为蜡样屈曲症。如将患者头部抬高，则似枕着枕头的姿势，患者也不动，可维持很长时间，称为"空中枕头"。见于精神分裂症紧张型。

(3) 缄默症：患者缄默不语，也不回答问题。见于癔症及精神分裂症紧张型。

(4) 违拗症：患者对于要求他做的动作，不但不执行，而且表现抗拒及相反的行为。若患者的行为反应与医师的要求完全相反时称作主动违拗。若患者对医师的要求都拒绝而无行为反应，称作被动违拗。多见于精神分裂症紧张型。

3. 其他动作与行为障碍

(1) 重复与刻板动作：指动作一经开始，则持续不变地重复多次，称重复动作。而无休止的重复即称之刻板动作。多见于精神分裂症紧张型。

(2) 模仿动作：指患者完全不由自主地模仿别人的动作，常与模仿言语同时存在，完全是一种机械的自动性的动作，并非戏谑行为。见于精神分裂症紧张型。

（3）作态：指患者做出古怪的、愚蠢的、幼稚做作的动作、姿势和表情，如做怪相、扮鬼脸。多见于精神分裂症青春型。

四、意识障碍

（一）对周围环境的意识障碍

1. 嗜睡　轻微的意识清晰度水平降低。在安静环境下经常处于睡眠状态，回答问题比较迟缓、简单，有近似回答，对周围事物漠不关心，接受刺激后可以立即醒来，并能进行正常的简单交谈，刺激一旦消失患者又会入睡。见于功能性及脑器质性疾病。

2. 意识模糊　轻度意识清晰度受损，患者反应迟钝、思维缓慢，注意、记忆、理解力下降，有周围环境定向障碍，能回答简单问题，但对复杂问题则茫然不知所措。此时吞咽、角膜、对光反射、痛觉尚存在，多见于躯体疾病所致精神障碍。

3. 昏睡　中度意识清晰度水平降低，环境意识及自我意识均丧失，言语消失。患者对一般刺激没有反应，只有强痛刺激才引起防御性反射。此时角膜、睫毛等反射减弱，对光反射、吞咽反射仍存在，深反射亢进，病理反射阳性。不能进食，大小便失禁。

4. 昏迷　意识完全丧失，以痛觉反应和随意运动消失为特征。任何刺激均不能引起反应，吞咽、防御甚至对光反射均消失，可引出病理反射。多见于严重的脑部疾病及躯体疾病的垂危期。

5. 蒙眬状态　指患者的意识范围缩窄，同时伴有意识清晰度的降低。患者在狭窄的意识范围内，可有相对正常的感知觉，以及协调连贯的复杂行为，但除此范围以外的事物都不能进行正确感知判断。多见于癫痫性精神障碍、脑外伤、脑缺氧及癔症。

6. 谵妄状态　在意识清晰度降低的同时，出现大量的错觉、幻觉，以幻视多见，视幻觉及视错觉的内容多为生动而鲜明的形象性的情境，如见到昆虫、猛兽等。有的内容具有恐怖性，患者常产生紧张、恐惧情绪反应，出现不协调性精神运动性兴奋。思维不连贯，理解困难，有时出现片断妄想。谵妄状态往往夜间加重，昼轻夜重。以躯体疾病所致精神障碍及中毒所致精神障碍较多见。

7. 梦样状态　指在意识清晰程度降低的同时伴有梦样体验。患者完全沉湎于幻觉、幻想中，与外界失去联系，但外表好像清醒。对其幻觉内容过后并不完全遗忘。持续数日或数个月，常见于感染中毒性精神障碍和癫痫性精神障碍。

（二）自我意识障碍

1. 人格解体　患者感觉自己是空虚的，不属于自己的，没有生气了，不真实、不存在了；或者是将自己视为受异己力量操纵的或是自动化的机体。人格解体多见于正常人的疲劳状态、神经症及精神分裂症等。

2. 现实解体、现实疏隔感、非现实感　感觉到周围的环境都变得陌生、疏远了、没有生气了、不真切了，朋友和亲人都变得冷淡了，熟悉的工作场所、居住地也变了样，好似一切都在梦的情景中。

> **重点提示**
>
> 自知力障碍是精神障碍特有的症状。自知力是指患者对自己精神症状的认识和判断能力。神经症患者有自知力,但精神障碍患者一般均有不同程度的自知力缺失。临床上将有无自知力及自知力恢复的程度作为判定病情轻重和疾病好转程度的重要指标。

第二节 精神障碍的病因与诊断

一、精神障碍的病因

精神障碍的病因非常复杂,比较一致的观点认为生物学因素(内在因素)是基础,心理社会因素(外在因素)是致病的条件,它们共同作用导致精神障碍的发生。

(一)生物学因素

1. 遗传因素 精神障碍病因学中遗传因素研究方法主要包括高发家系的前瞻性研究、双生子研究、寄养子研究、遗传基因的研究。遗传因素决定个体生物学的特征,在某些精神障碍的病因中占有一定的地位,如精神分裂症、心境障碍、人格障碍及某些类型的精神发育迟滞等具有明显遗传倾向。

2. 性格因素 现代研究表明,病前的性格特征与精神障碍的发生密切相关,不同的性格特征的个体易患不同的精神障碍。如精神分裂症患者大多病前具有分裂样性格。

> **重点提示**
>
> 性格是在先天遗传基础上通过社会化过程形成的,性格本身不是致病因素,但不良的或易感性性格特征,对环境中应激的感受性较弱,当遇到外界有害致病因素时,易致精神障碍。

3. 性别因素 精神障碍的发生与性别有一定关系。女性常情感多变、冲动、抑郁及焦虑等,并往往由于心理应激引起大脑功能失调,可表现出某些神经症和其他各种精神障碍。男性易患酒精依赖、脑动脉硬化性精神障碍、颅脑损伤性精神障碍和神经衰弱等。

4. 年龄因素 不同的年龄可发生不同类型的精神障碍。儿童期,偶可出现儿童期特有的症状或疾病,如行为障碍等。青春期,易患神经症或精神分裂症、心境障碍等。中年期,常易发生妄想状态或抑郁状态,易患心身疾病等。老年前期易发生焦虑、抑郁或偏执状态。老年期往往发生脑动脉硬化性精神障碍等。

5. 器质性因素

(1)躯体疾病:包括内脏各器官疾病、内分泌、代谢、营养、结缔组织和血液系统等疾病。由于各种因素导致脑缺氧、脑血流量减少、电解质平衡失调、神经递质改变等引起精神障碍,如肝性、心性、肺性、肾性脑病等。

(2)颅脑外伤:颅脑被撞击、爆炸的气浪直接导致的颅内血液循环障碍、脑脊液动力失衡、脑内小出血点和脑水肿等可引起短暂的或持续的精神障碍。

（3）感染：包括急、慢性躯体感染和颅内感染。由于细菌、病毒、原虫、螺旋体的感染和其引起的高热、电解质平衡失调、中间代谢产物蓄积和吸收、维生素缺乏、血管改变等导致脑功能或器质性病变引起精神障碍。

（4）中毒：即精神活性物质或非成瘾药物所致的精神障碍。如工业用毒物，包括催眠药、阿片在内的药物等，从不同途径侵入脑部导致精神障碍。

（二）心理因素

1. 生活事件　　如离婚、丧偶、事业或工作失败、失恋、失学、家庭纠纷、经济问题等。
2. 自然灾害　　如地震、火灾、洪水等自然灾害；导致亲人突然死亡的事故。

（三）社会文化因素

1. 环境因素　　环境污染、声音嘈杂、住房拥挤、交通不畅、人际关系紧张等。
2. 文化因素　　不同的民族、不同的文化和不同的社会风气及宗教信仰、生活习惯等。
3. 移民因素　　移居国外或到本国的陌生地区居住的移民或难民，均可能增加精神压力。

二、精神障碍的分类与诊断

（一）精神障碍分类

1. 国际疾病分类　　世界卫生组织制定的《国际疾病、外伤与死亡统计分类》第10版（ICD-10）第5章，关于精神障碍的主要分类如下。

F00~F09：器质性（包括症状性）精神障碍

F10~F19：使用精神活性物质所致的精神及行为障碍

F20~F29：精神分裂症、分裂型及妄想性障碍

F30~F39：心境（情感性）障碍

F40~F49：神经症性、应激性及躯体形式障碍

F50~F59：伴有生理障碍及躯体因素的行为综合征

F60~F69：成年人的人格与行为障碍

F70~F79：精神发育迟缓

F80~F89：心理发育障碍

F90~F98：通常发生于儿童及少年期的行为及精神障碍

F99：待分类的精神障碍

2. 中国精神障碍分类　　2001年发表的中国精神障碍分类第3版（CCMD-3）将精神障碍分为十大类。主要分类如下。

0：器质性精神障碍（包括症状性精神障碍）。

1：精神活性物质或非成瘾物质所致精神障碍。

2：精神分裂症（分裂症）和其他精神病性障碍。

3：心境障碍（情感性精神障碍）。

4：癔症、应激相关障碍、神经症。

5：心理因素相关生理障碍。

6：人格障碍、习惯与冲动控制障碍、性心理障碍。

7：精神发育迟滞与童年和少年期心理发育障碍。

8. 童年和少年期的多动障碍、品行障碍、情绪障碍。
9. 其他精神障碍和心理卫生情况。

> **重点提示**
>
> 人的精神活动是复杂的、相互联系又相互制约的过程。许多精神障碍至今病因未明，并缺乏有效的诊断性生物学指标。临床的诊断主要是通过病史和精神检查，发现精神症状，进行综合分析和判断而得出。

(二)精神障碍的诊断原则

1. "对比分析"原则

(1)纵向比较：即与患者过去一贯精神表现相比较。如果患者的思维、情感、行为等精神活动与过去相比变化明显，即说明精神活动可能有异常表现。如幻觉、妄想、情感障碍、行为障碍等精神症状。

(2)横向比较：即与大多数正常人的精神状态相比较，差别是否明显，持续时间是否超出一般限度。各种精神障碍诊断标准中对每一种障碍都有规定的病程，只有达到病程才能确诊。如精神分裂症符合症状标准和严重标准至少已持续1个月才能诊断。

(3)客观评判：应注意结合患者的心理背景和当时的处境进行具体分析和判断做客观评判。了解患者的病前性格特征和直系亲属的性格特征。患者如果近期有心理冲突或挫折时应分析原因、背景及患者当时的心境等。

2. "等级诊断"原则　精神障碍的诊断应遵循"等级诊断"，先重后轻。首先考虑排除器质性精神障碍、躯体疾病所致精神障碍、精神活性物质所致精神障碍；然后考虑功能性精神障碍，其中首先考虑排除精神病性障碍，如精神分裂症、心境障碍等；再考虑非精神病性障碍，如心因性精神障碍、神经症、生理心理障碍和人格障碍；最后考虑精神发育迟滞。

> **重点提示**
>
> 精神障碍的诊断应遵循"对比分析"原则和"等级诊断"原则。

讨论与思考

1. 案例一　患者，男，17岁。某中职学校学生。过去很活泼，近期，同学们发现他变得孤僻起来，不爱与人交往，经常逃课，上课时要么自言自语，要么忽然大笑。宿舍同学对他都不错，但他总是莫名其妙地指责别人说"为什么骂我？"老师觉得不对劲，找他谈话，他却回答说，班上有女同学喜欢他，男同学在嫉妒他，还有很多人在议论他，骂他，甚至怀疑有人在水中放毒。

(1)精神障碍疾病的检查和诊断与其他学科有何不同？
(2)该患者目前有哪些精神症状？
(3)该患者的妄想属于哪种类型？

2. 案例二 患者,女,30岁,教师。患者一进入病房就喜形于色地向护士自我介绍在某学校教书,非常高兴认识你。护士问:看你的样子好像很高兴。患者马上挥动手臂接着说:我当然很高兴,因为我的脑子非常好使,并有使不完的劲儿,为了表示我对你们的感谢,我送你们一首诗:白衣天使为人民,人民当家做主人,救人治病是楷模,个个都是好医生。后来又唱起了流行歌曲。

(1)试述思维形式障碍的主要类型。
(2)该患者的思维障碍属于哪种类型?
(3)该患者还有哪些精神症状?

(徐梅林 哈力旦·玉素甫)

第8章

精神科护理基本技能

学习要点
1. 精神科基础护理的基本内容和基本技能
2. 精神科常规护理与分级护理的对象和内容
3. 精神科整体护理的概念和程序
4. 精神科危机干预技术

第一节 精神科基础护理

精神科护理面对的是具有各种精神障碍的患者,由于自知力障碍,对疾病缺乏主诉,病情资料主要是通过护士与患者或家属接触获得。服务对象的复杂性和特殊性,要求除基础护理外,还需提供有针对性的精神专科护理。

一、护理的基本内容

(一)密切观察病情

护理观察是一个连续的过程,从护士与患者接触开始,贯穿于整个护理活动中,护士在日常护理活动中应着重观察以下内容。

1. 重点观察　患者有无伤人、毁物、自杀、自伤、出走等冲动行为。
2. 一般情况　患者仪容、衣着、步态、生活自理的程度,睡眠、进食、卫生情况,对住院治疗的态度。
3. 躯体状况　生命体征是否正常,有无躯体各系统疾病和症状,有无外伤等。
4. 精神症状　有无意识障碍、幻觉、妄想等病态行为,心理活动有无过度兴奋或抑制等状态。
5. 治疗情况　有无药物过敏、不良反应,治疗效果及合作程度。
6. 社会功能　学习能力、工作情况、社交沟通能力、日常生活能力等。

> **重点提示**
>
> 精神科患者在精神、躯体各方面的临床表现主要依靠巡视来发现,护士要善于从患者异常的表情、行为中观察病情,早期发现先兆征象,识别不同的精神症状,为诊断和治疗提供依据。

(二) 一般护理

1. 加强心理护理

（1）帮助患者正确认识、对待疾病：主要是帮助患者从不安、消极、冲突的情绪中摆脱出来,树立战胜疾病的信心,以积极的态度配合治疗。

（2）心理护理的基本技巧：①善于倾听并以适当认同的姿态,使患者感到被尊重、被接受,也利于患者情感的宣泄；②以关心、同情、安慰、接纳的态度鼓励患者释放情感,强化自我,对生活重新树立信心；③合理应用暗示治疗的方法,并对患者进行精神疾病知识的讲解,让患者对疾病有所认识,以增加治疗的信心,促进康复。

> **重点提示**
>
> 暗示的合理应用,对精神障碍患者心理康复有重要作用。暗示能使患者不经过逻辑判断,直觉地接受医师灌输给他的观念而取得治疗效果。临床上常用的有语言暗示、催眠暗示、情境暗示、药物暗示。

2. 做好组织管理

（1）强化病房管理：由专职人员具体负责组织患者,将轻、重患者分开,使其在良好的环境中接受治疗和护理。

（2）制定相关制度：制定作息制度、住院休养制度、会客制度,以培养患者良好的生活习惯和行为作风。

（3）丰富住院生活：为使患者在集体活动中转移病态思维,稳定情绪,促进康复,可有计划地开展各项文体活动,丰富住院生活。

3. 确保患者安全

（1）加强病房的安全管理：清理危险物品,如刀、剪、针、绳、玻璃等。

（2）防止患者发生冲动行为：经常巡视有幻觉、精神运动性兴奋的患者等。

（3）杜绝一切不安全因素：护理人员应坚守岗位,严守病区内各种通道,锁好门窗,加强电源管理。

4. 保证医嘱的执行

（1）三查：即操作前、操作中、操作后查。

（2）八对：即对床号、姓名、药名、浓度、时间、剂量、用法及患者的相貌。

> **重点提示**
>
> 由于部分患者缺乏自知力,无求治要求,甚至拒绝治疗,护理工作最重要的内容就是保证医嘱的有效执行。护士摆药时认真核对,发药时认准患者,并看着患者把药服下,必要时检查是否藏药,决不能将药物交给患者了事,严防患者私存药物一次吞服,导致药物中毒。

二、护理的基本技能

(一)与患者接触的技巧

1. 倾听 是最重要最基本的技能,护理人员在接纳的基础上积极地、认真地、关注地、并适度参与地听。须耐心、专注的倾听患者的诉说,不要随意插话,也不要打断患者的思路,避免伤害患者的自尊心。对患者描述的病痛及异常的行为,应表现出同情、理解,针对其诉说的内容,对患者进行疏导、鼓励、帮助,使患者感到心理上的依靠,有知己感。

2. 尊重 应尊重患者的知情权、隐私权,将他们作为完整的人格对待,体现在价值、尊严、人格上的平等;不仅给予患者躯体和疾病的照顾,更应耐心接受患者的异常思想和行为,在交往中要让患者体会到被尊重和理解,促进护患关系的发展。

3. 接纳 无条件接纳患者的一切,不能有任何拒绝、厌恶、嫌弃和不耐烦的表现,但并不意味着对患者的恶习无动于衷。

4. 提问 首先就患者最关心、最重视的问题开展交流,再自然地转到深入交谈。交谈一般尽量采用开放式提问。注意语气、语调,避免轻浮、咄咄逼人或指责。

(二)护理观察

1. 观察的目的 了解患者目前的健康状况,为拟定护理计划提供依据;提供病情,为医疗、护理诊断的确立提供依据;有利于护理科研积累参考资料。

2. 观察的原则

(1)目的性与计划性:护士需知道在收集哪些信息,根据自己工作忙闲,合理分配观察接触患者的时间、次数及观察的重点。

(2)客观性与整体性:观察必须实事求是,避免自己的主观判断。要对患者住院期间各个方面的表现了解观察,包括患者所有的躯体状况、心理因素,而且对正常与异常的部分都要给予同样的观察和注意。

3. 观察内容

(1)一般情况:包括患者的仪容、服饰、个人卫生情况;进食、睡眠、排泄情况;生活自理程度,如梳洗、更衣、整理床铺;治疗配合程度以及对治疗的反应。

(2)精神症状:患者情绪有无高涨、低落,有无自杀、自伤、外逃等异常行为,有无错觉、幻觉、妄想,思维有无奔逸、贫乏、破裂,有无自知力,有无强迫观念和动作。

(3)躯体情况:生命体征是否平稳,患者的表情、意识状态、姿势体位情况,有无呼吸困难、咳嗽、咯血、腹痛、水肿、心悸等系统疾病。

(4)治疗效果及不良反应:观察患者对工作的态度,集体活动的参与交流情况;认知、情感有否改善;用药后有无黄疸、恶心、呕吐、皮疹、锥体外系反应。

4. 观察的方法 一般分为直接观察与间接观察的方法。

(1)直接观察:是指护士直接与患者接触,观察患者的意识状态、情绪、言语动作、面部表情及自理能力,获得患者生理、心理精神、社会方面的有关情况。

(2)间接观察:主要通过侧面观察患者,即从患者的日记、书信、家人、朋友、手工艺品了解患者的思想活动、精神症状及心理状况。

> **重点提示**
>
> 护理观察要在不知不觉中进行,护士通过与患者交谈观察病情时,要使患者感到是在轻松地谈心、沟通,在这种情况下所表达的内容较为真实;在护理操作中,也通过患者对治疗的配合情况、用药后的反应以及患者的面部表情获得所需的信息。

(三)护理记录

护理记录是护士对患者的病情观察和护理措施实施的原始文字记载。准确、及时、真实、客观记录所观察的患者情况是精神科护理记录的一项重要原则。

1. 记录的内容　包括护理首页、护理诊断、护理计划、护理措施、出院总结及效果评价。

(1)护理首页:将患者的入院时间、入院时的生命体征及躯体情况、精神状况、自知力逐项填写。

(2)护理诊断:护士将收集的资料分析归纳整理,对患者的整体情况进行评估,然后做出护理诊断。

(3)护理计划:根据护理诊断,按基本的生理需要及病情轻重缓急,制定护理计划;同时随着病情不断变化,应及时修正护理计划。

(4)护理措施:将护理计划付诸实践,解除患者的痛苦,有针对性地对患者实施整体护理。

(5)出院总结及效果评价:将住院过程中的护理全面总结,与护理计划进行对比,对护理效果进行合理的评价。

2. 记录要求

(1)真实:记录的内容须真实、明确、客观和简明扼要。

(2)及时:记录时间及频率根据患者病情,患者入院后的 24h 内日夜三班连续 3d 书写护理记录,此后每 3 天 1 次;慢性住院患者每周 1~2 次书写护理记录;危重患者至少每 4 小时 1 次记录,病情有变化随时记录。

(3)准确:记录字体工整、清晰,使用统一文字符号,禁止涂改,使用医学术语。

(4)完整:护理记录的各项内容必须逐项填写,记录完成后签全名并注明时间。

三、常规护理与分级护理

(一)常规护理

精神患者日常生活不能自理,生活懒散没有规律,需要护士督促、帮助或代理。在护理过程中,护士除了帮助患者料理个人卫生外,还应培养患者的自我照顾能力,让患者在最佳身体状态下接受治疗是精神科临床工作的基础。

1. 保持病室清洁、整洁、安静、安全,每日通风 2 次,保持室温 18~25℃,相对湿度 50~60%,每日湿式清扫 2 次。

2. 妥善安排床位,按医嘱实施等级护理,严格做好安全管理,危险物品不准带入病房。

3. 日常生活护理

(1) 口腔护理:促进患者养成良好的卫生习惯,对于生活懒散者,护士每天督促刷牙、漱口,危重患者应加强晨晚间护理。

(2) 皮肤的护理:保持皮肤的清洁,一般患者每周洗澡及更衣、理发、刮胡子、修剪指甲;患者皮肤如有外伤应给予处理。

(3) 大、小便的护理:每天观察大、小便情况,督促如厕,对便秘者及时给予处理,并鼓励多饮水、进食粗纤维食物。

> **重点提示**
>
> 部分女性患者月经前或经期病情加重,严重者不能料理月经期卫生,因此,容易导致经期感染并影响病房卫生,护士应对患者讲解心理卫生知识,协助患者做好经期个人卫生。

4. 保证合理营养

(1) 就餐前的准备:环境清洁、宽敞;饮食色、香、味俱全,易于消化,避免带刺或骨的食物;餐具应加强清洁消毒处理,最好使用塑料制品,一人一套;餐前督促患者洗手。

(2) 加强就餐时的护理:就餐时,护士分组负责观察患者进食情况,关心提示患者细嚼慢咽,维护好餐厅秩序。对各类饮食障碍患者区别照顾,如因抗精神病药物反应引起吞咽困难者,进食应缓慢;木僵者,不宜强行喂食,可将饮食放于床旁桌上,等待患者拿取;患者因怀疑食物中有毒而不肯进食时,医护人员可先尝一点给患者看或让患者自己取饭菜;对自罪妄想型不进食者,可将饭菜混合后让患者食入。

5. 睡眠与觉醒管理

(1) 为患者创造良好的睡眠环境:保持环境安静,床铺干净、平整、舒适,兴奋躁动患者单独安排,护理活动尽量安排在白天,做到四轻:说话轻、动作轻、走路轻、操作轻。

(2) 指导患者养成良好的睡眠习惯:睡前避免喝兴奋性饮料,也不要带刺激性的谈话内容,尽量避免睡眠前剧烈活动。

(3) 制定合理的作息制度:分析患者失眠的原因,有针对性的处理。对紧张焦虑的患者应加强心理护理,通过心理和躯体的放松,使患者舒适、安心入睡。

> **重点提示**
>
> 利用放松法和转移法可帮助患者入睡。放松法有呼吸放松、肌肉放松、意象放松,可使心理、肌肉放松;转移方法是有意识地翻阅无故事情节的理论书,引发疲倦,利于睡眠。

(二) 分级护理

根据患者病情轻重以及对自身、他人和周围环境安全的影响程度不同,精神科护理分为特级护理及一、二、三级护理。

1. 特级护理

(1) 护理对象：①精神障碍患者伴有严重躯体疾病，病情危重随时有生命危险，如心力衰竭、呼吸衰竭、高血压危象、肾衰竭等；②有明显意识障碍，有极严重的自杀危险者或自杀未遂者；③极端兴奋躁动，被迫入院，有严重伤人、外走危险者；④特殊手术，如脑立体定向手术者；⑤有严重的药物不良反应，出现危象可危及生命者；⑥生活完全不能自理者。

(2) 护理内容：①设24h专人护理，严密观察生命体征及病情变化；②制定合理的护理计划，及时填写护理记录；③严格执行各项护理常规，严防并发症，确保患者的安全；④备好急救物品及药品，以备急救需要；⑤严格封闭式管理。

2. 一级护理

(1) 护理对象：①严重自杀、自伤、伤人、毁物、外走者，木僵，拒食，兴奋躁动者；②重症，生活不能自理者；③特殊治疗需要严密观察病情和加强监护者，如用大剂量精神药物治疗或有明显不良反应者；④新入院不合作的患者。

(2) 护理内容：①安置在重点病房，实施封闭式管理，患者活动不能脱离护士视野，重点交班；②密切观察病情变化及治疗反应，根据病情制定与实施护理计划，及时记录；③加强生活护理，生活用品由工作人员管理，原则上室内活动为主，外出必须由工作人员陪同；④定期检查患者有无外伤，有无收藏伤人或自伤的危险物品；⑤有自杀、自伤、冲动、毁物行为的患者，遵医嘱予以保护性约束；⑥酌情针对性心理辅导。

3. 二级护理

(1) 护理对象：①一级护理病情好转且稳定，或仅有一般躯体病症；②精神症状不危害自己或他人，如情感淡漠者、行为怪异者；③有轻度自杀、外走观念，能听劝说且无行为者；④生活自理尚有一定困难需协助者。

(2) 护理内容：①安置在一般病房，以半开放式管理为主，患者除在室内自由活动外，可在工作人员陪护下参加各种户外活动；②定时巡视，密切观察病情和治疗反应；③生活用品可由患者自行管理，督促或协助患者进行生活料理；④有计划安排患者参加适宜的公益活动和工娱治疗；⑤每周填写护理记录1次，特殊情况随时记录；⑥有针对性的心理护理和健康教育。

4. 三级护理

(1) 护理对象：①经治疗精神症状基本缓解，病情稳定，等待出院的康复期患者；②生活完全自理者；③神经症患者；④无自杀、自伤、冲动、外走危险者。

(2) 护理内容：①患者安置在一般病房，可实施全开放管理；②用物自行管理，可允许患者在规定时间内外出或假出院；③支持患者参加病房管理，组织参加工娱活动；④建立一般患者护理观察记录，每2周做护理记录1次；⑤护理重点是心理护理、康复训练和健康教育。

> **重点提示**
>
> 精神科护理是根据患者病情的轻重缓急和对自身、他人、周围环境影响程度而进行分级的。分级护理对制定相应的护理措施和管理方法至关重要。

第二节　精神科整体护理

随着医学模式的改变,护理学逐步建立和形成了符合生物-心理-社会医学模式的系统化整体护理。整体护理是以患者为中心,以现代护理观为指导,以护理程序为框架,应用到具体工作和管理中各个环节的护理模式。

> **重点提示**
>
> 由于精神障碍患者的特殊性,要求精神科护理工作更要重视患者的心理、社会等方面的问题,充分理解和帮助他们,解除或缓解患者的症状,纠正不正常的行为模式。

精神科整体护理以护理评估、护理诊断、护理目标、护理措施、护理评价为基础,充分体现对患者综合、系统动态的护理过程。

一、护理评估

护理评估是护士通过观察、体格检查及交谈等方法对个体、家庭甚至群体进行全面资料判断的过程。护理评估是护理程序中最初也是最关键的一步,其为护士形成护理诊断和制定护理计划提供重要的依据。

(一)护理评估的原则

1. **整体性**　患者是有社会功能和生理功能的完整个体,因此,评估应包括生理、心理、社会各方面。
2. **客观性**　在评估过程中,避免因观念、立场、信仰、个人的情绪等影响而对患者的评估发生偏差。
3. **准确性**　评估中遇到一些一时难以确定的问题应进一步核实,以获得准确的资料。
4. **安全性**　时刻防止患者冲动、伤人或自伤等行为,同时注意无论遇到患者不合作、冲动、误解,均应冷静稳定心态,说服制止患者。
5. **持续性**　护理评估是一个持续的过程,从接触患者并与其建立治疗关系开始到治疗关系结束,护士对患者的身心状况不断进行观察、评估补充资料。

(二)评估的内容

评估内容包括心理、社会、文化和生理等方面。

1. 一般情况

(1)一般资料:包括患者受教育程度、婚姻状况、宗教信仰、职业、门诊或住院诊断、住院次数、患病病程。

(2)外观与行为反应:评估患者的衣着、打扮、姿势表情;患者的行为、举止,患者对谈话者的态度,对自己病情如何看待。

(3)日常生活情况:1日三餐进食情况,营养状况如何,发病前后睡眠情况,每日大小便正常与否。

(4)活动与休息:感兴趣的活动,活动时间的安排、休息,活动量及耐受程度。

2. 躯体情况　患者的体温、脉搏、呼吸、血压是否正常,有无呼吸、消化、心血管系统疾病的症状、体征,有无脱水、水肿、外伤、呕吐等。

3. 情绪方面　可以从患者认知、情感、意志与行为方面进行评估。通过观察患者面部表情、行为、身体姿势,了解患者的情绪状态和心理反应;观察患者的临床表现,如脸红、出汗、心跳加快、双手发抖等说明患者可能正处于焦虑状态。

4. 社会、心理状况

(1) 自我概念:是指每个人对自己的看法,它的形成受到人际关系和社会文化等因素的影响。询问患者对自己的看法、期望,对自己优点、缺点的认识,哪些是患者喜欢的特质。

(2) 人际关系:评估患者与家人、朋友的关系,患者对别人的信任度,平时与家人相处的情形、参与活动的情感投入与持久程度、完成效率与质量等。

(3) 角色功能:评估患者在家庭中扮演什么角色?患者对自己扮演的角色是否满意?患者的工作情形如何、能否胜任?对角色的转变是否适应?

(4) 文化因素:通过对患者家庭文化因素的评估,可以了解患者家庭有哪些家庭传统,文化因素对患者情绪表达、权威、生活方式、子女教育的影响。

(5) 环境因素:最近面临哪些压力源(如升学、就业、家庭变故、离婚等),患者对这些压力的态度、承受情况,患者家庭环境(包括居住条件、经济条件等)。

> **重点提示**
>
> 评估的资料分为主观资料和客观资料。主观资料是指由患者或家属的主诉,包括其经历、感受、主观症状和体征。客观资料是指通过观察或检查获得的症状、体征以及实验诊断结果。

(三) 评估具体方法

1. 观察法　护士通过直接或间接的方法获取患者有关的病情资料,包括患者的外表、体格、步态、精神状态、生活习惯等,综合判断患者的个性特征、心理反应及异常精神活动,为护理诊断和拟定护理措施提供依据,也为医疗诊断的确立提供依据。

2. 交谈法　交谈是最基本的评估方法,与患者或其家属交谈可了解患者的健康资料。交谈采用正式和非正式的方法进行。

3. 护理查体　目的是为了收集与护理有关的生理资料,了解患者病情变化和存在的问题,为护理诊断的提出以及医师治疗方案的拟定提供重要资料。

4. 阅读有关健康记录　护士通过阅读病历、各种医疗文件、检验结果等,发现患者的健康问题,但护士对这些资料仅作为参考。

二、护 理 诊 断

护理诊断是关于个人、家庭或社区现存的或潜在的健康问题、生命过程反应的临床判断。这种判断来源于护理人员凭借专业知识和技能,对患者进行细致而系统的资料收集和分析处理。

(一) 护理诊断与医疗诊断的区别

护理诊断和医疗诊断有着不同的含义。护理诊断是指患者对其现存的或潜在的健康问题的反应,是护士对健康问题的反应及对压力的应对描述。通过护理诊断可以了解患者健康问题的严重程度。而医疗诊断是根据疾病的病因、发病机制、病理变化、症状体征、实验室检查结果所确立的疾病名称。护理诊断的提出，有利于为患者制定合理的护理计划，采取相应的护理措施，帮助患者或家属解决存在的健康问题。而医疗诊断则是医师治病的依据。

（二）精神科常见的护理诊断

根据北美护理诊断协会（NANDA）按照人类反应形态所做的分类，与精神科有关的护理诊断主要包括如下：

1. 应对失调。
2. 不合作。
3. 自理能力缺陷。
4. 健康维护能力改变。
5. 语言沟通障碍。
6. 社交偏离。
7. 睡眠形态紊乱。
8. 绝望。
9. 无力感。
10. 无助感。
11. 思维过程改变。
12. 有暴力行为的危险：对自己或他人。
13. 拒食。
14. 潜在的或现存的外走行为。
15. 定向力障碍。
16. 自知力障碍。
17. 记忆障碍。
18. 强暴创伤综合征。
19. 焦虑。
20. 恐惧。
21. 父母角色冲突。
22. 性生活形态改变。
23. 自我形象紊乱。
24. 个人认同紊乱。
25. 自尊紊乱。

（三）护理诊断的排列顺序

一个患者往往有多个护理诊断，精神科护士不可能同时处理个体、家庭、社区成员的所有护理诊断和合作处理问题。因此，应按先重后轻、先急后缓的原则，提出首优的护理诊断，才能使患者得到最佳的护理。护理诊断按首优护理诊断、中优护理诊断、次优护理诊断顺序排列。

1. 首优护理诊断　是指那些如果不优先处理就会直接阻碍预期结果的达成或对护理对象的功能状态有明显负面影响的护理诊断或合作处理问题。精神科护理首先需要解决的是如何保证患者的安全，因此，首优护理诊断应该是高危安全的问题，例如，"有暴力行为的危险""潜在的或现存的自杀行为、自伤行为"等，这些护理诊断的确立，有利于把最重要和最紧急的问题放到首位。

2. 中优护理诊断　指虽不直接威胁患者生命,但能导致身体不健康或情绪变化的问题。如自我形象紊乱、焦虑等。

3. 次优护理诊断　是指在应对发展和生活中的变化时产生的问题。这些问题并非不重要,而是在护理安排中可以放在后面考虑。

> **重点提示**
>
> 护理诊断顺序排列,有利于护士根据病情的轻重缓急采取行动,使工作做到有条不紊。对于有危险而未出现的护理问题,不一定都是不应首先考虑的护理问题,且主次顺序在疾病的全过程中随着病情的发展而变化。

三、护理目标

护理目标是指通过护理干预,护士期望达到的健康状态或在行为上的改变。护理目标是按首优护理诊断顺序确立的,首先解决患者生命和安全问题。根据需要达成目标的时间,将护理目标分为短期目标和长期目标。

1. 短期目标　一般指少于1周,如几小时、几天能达到的目标,如本班便秘解除、1d后焦虑轻、1周内失眠改善等。

2. 长期目标　是指期望在1周以上、数周或数月才能实现目标,如自理能力缺失的患者在1个月内能自行料理个人生活等。

四、护理措施

护理措施是护士应用各种方法和技巧,将已经制定的护理目标付诸实践,执行实施的过程。在这个过程中,执行者过去的临床护理经验、探索性研究的知识以及高度的责任心显得非常重要。

1. 实施护理目标　由于患者的病情不断变化,护理目标也要做出相应的调整。具体内容包括继续执行、修改目标、停止执行、可能性问题被排除或确定和已解决的问题再次出现,要恢复相应的护理目标等。

2. 直接提供护理　护士有责任对患者执行直接护理活动,有利于了解病情和取得患者信任。对患者和家属进行健康知识的宣教,促进他们积极参与医疗护理活动,维护自我健康的目的。

3. 记录护理目标的执行情况　做好相应的医疗护理文件的记录及书写,需要连续执行的护理目标必须做好交班记录,便于核查。

> **重点提示**
>
> 制定护理措施首先考虑安全问题,如对精神障碍患者的防自杀、自伤、冲动、出走等护理措施;要针对护理目标的制定和顺序列出护理措施;执行护理措施内容要简明可行,分工明确,互相配合,不要与医疗措施冲突。

五、护 理 评 价

评价是对患者进行全面评估后,根据患者的病情变化,连续不断地进行再评估,了解目标的达成度。

1. 检查护理目标的实现情况　执行护理措施后根据患者的反应,将其与护理目标进行比较,衡量目标是否达到。评价可以分为完全实现、部分实现、未实现3个等级。

2. 复核护理目标　对部分实现或未实现的评价结果进行分析,寻找其原因,如诊断正确性、措施可行性、目标适当性、护理措施的落实情况。

3. 护理目标的重新评估　对问题已经解决,目标已经达成,则停止计划的实施;对问题尚未完全解决,目标部分达成,重新评估计划措施是可行的,则继续执行计划;对问题未解决,则应重新修改原来的护理诊断,制定新的护理目标和措施,最后再进行评价。

第三节　精神科危机干预技术

一、自杀行为的防范与护理

自杀是一个人有意识的企图伤害自己的身体,从而达到结束自己生命的行为。自杀是精神障碍患者死亡的最常见原因,也是精神科较为常见的危急事件之一。

(一)护理评估

1. 自杀行为产生的危险因素

(1)精神疾病:由于受抑郁、自责自罪、被害妄想、命令性幻听等影响,患者常出现自杀行为。

(2)有自杀家族史:与家族中的遗传因素、遗传物质的传递等有关。家庭成员的自杀会对患者有影响作用。

(3)近期生活有重大的变故,如失落、绝望、被抛弃、严重的自然灾害等。

(4)情绪低落:患者可能出现无助、无望的迹象并有明显的体重减轻、失眠的现象。

2. 自杀行为发生的征兆评估

(1)既往史:有企图自杀的历史、家族史。

(2)情绪评估:易冲动、易激惹、失眠、情绪低落、哭泣。

(3)意识状态的评估:存在与自杀有关的幻觉;对家庭、社会的自罪感,生活、工作无能,觉得自己不配活在世上。

(4)行为评估:收集与自杀有关的物品(如绳子、刀具、药品等);谈论与死亡、自杀有关的问题,并安排后事,如财产、子女等。

3. 自杀意念的辅助评估工具　可以采取临床量表进行测验,分析自杀的危险性,以便采取积极的防范措施,最大限度减少自杀行为的发生。

(二)护理诊断

1. 有暴力行为的危险　与绝望情绪、幻听有关。

2. 个人应对无效　与社会支持不足、沟通技巧缺乏有关。

> **重点提示**
>
> 抑郁症是自杀率最高的精神疾病,据报道其自杀率是普通人群的 25 倍,且 15 的患者最终自杀死亡。因此,精神科护理人员必须识别患者自杀的征象,采取适当的措施预防患者的自杀,以维持健康、生命。

(三)护理目标

1. 患者无自我伤害的行为。
2. 患者能够认识和表达自己痛苦的内心体验。
3. 患者不再有自杀的意念。
4. 患者有积极的自我认识,对将来产生希望。

(四)护理措施

1. 自杀的预防

(1)医护人员精诚合作:患者出现任何自杀的征兆,医护人员间应互相沟通,充分动员和利用社会支持系统,共同努力,加强防范,帮助患者战胜痛苦。

(2)创造安全的治疗环境:有自杀意图的患者若处于安全的环境可以防范自杀,病房环境中杜绝危险品,包括刀、剪、玻璃、绳等;管理好电源开关,加强门窗的防护,以保证患者安全。

(3)密切观察病情:护士应与患者保持严密的接触。对具有高度自杀危险性的患者需在安全环境中持续观察,大约 15min 观察一次,尽量采取一对一的守护方式。

(4)建立良好的护患关系:在真诚、尊重、接纳、同情和支持患者的基础上与患者建立治疗性关系,倾听患者的诉说,了解患者的内心感受,一起和患者分析自杀的原因,让患者从无助、绝望的环境中走出来。

(5)重建社会支持系统:自杀行为常常反映了内在和外在资源的缺乏,做好患者的亲属、同事、朋友的工作,增加对患者的理解、接纳,帮助患者战胜痛苦,增强对抗自杀的内外在资源。

(6)提高患者自尊:自杀患者一般自尊心都较低,护理人员应留意其优点,并给予及时表扬,能帮助患者建立对现实的期望,从而提高患者的自尊心。

> **重点提示**
>
> 患者的价值观念可成为自杀的原因,也可成为抵抗自杀的重要资源,如以健康为主要价值的患者可能因为疾病而自杀。因此,引导患者树立正确的价值观,可减少自杀行为的发生。

2. 常见自杀的救护

(1)自缢:①发现患者自缢,立即抱住患者身体向上举起,松开或剪断缢套。②就地平放,或仰卧于硬板床上,立即抢救;松开衣扣、腰带、清除呼吸道的分泌物,保持呼吸道通畅;检查呼吸心跳,如果停止立即进行口对口人工呼吸和胸外心脏按压,直到患者呼吸心跳恢复。③联系医师和其他人员共同抢救;按医嘱给氧、注射呼吸兴奋药、强心药;患者复苏后,继续配合医师进行下一步抢救,密切观察病情变化,做好抢救记录。④患者完全清醒后加强心理护理,稳定患者情绪，避免再次出现自杀行为。

> **重点提示**
>
> 自缢如果发现不及时，很快造成死亡。主要因为颈动脉窦受压，反射性地使心搏减弱直到停止，大脑供血不足，同时气管受压引起窒息。

（2）触电：①迅速切断电源，但注意抢救者切忌接触带电的电线。②如果患者呼吸心跳停止，立即进行心肺复苏抢救，包括口对口人工呼吸，胸外心脏按压。③设法联系医师共同抢救，如果患者出现心室纤颤，根据医嘱进行同步电除颤和药物除颤。④心肺复苏后，配合医师进行脑复苏和进一步生命支持。⑤严密观察病情变化，待患者稳定后，如患者有烧灼伤应根据伤情进行处理，同时加强患者心理支持。

（3）服毒：①评估患者的生命体征、意识状态、瞳孔、分泌物、呕吐物等，初步判断患者服毒的种类，根据患者服毒的种类进行针对性处理。②催吐。适用于神志清楚且合作的患者。对服毒后不久，可以让患者先服洗胃液300~500ml，然后刺激咽部反射诱发呕吐。③彻底洗胃。服毒后6h内均应洗胃，根据患者服毒的性质选用合适的洗胃液，对服用大量抗精神病药物中毒者可以用1:15 000~1:20 000的高锰酸钾溶液5~10L洗胃，对毒物不明的一般用清水洗胃。④导泻。洗胃完毕，可以用硫酸镁或硫酸钠稀释后从胃管注入，清除肠道内毒物。

> **重点提示**
>
> 服毒患者的临床表现与毒物性质和作用相关。临床常见的症状有恶心呕吐、腹痛腹泻、出汗、气促、脉搏加快、烦躁不安，意识障碍可从嗜睡到昏迷等。

（4）外伤：①撞击伤。如发现患者撞击时，立即抱住患者阻止撞击，或用双手抱住患者头部，避免头部受伤。如果发生了撞伤，应立即检查患者有无开放性伤口、颅骨骨折、出血情况等；如果为开放性伤口，立即采取止血、清创包扎处理，同时重点检查有无颅内出血所致的颅内高压的症状和体征。②坠跌伤。常见于企图自杀和企图逃跑的患者，一旦发生，应立即检查患者受伤情况，有无颅脑损伤、内脏出血、骨折情况等；若有开放式骨折，应用无菌纱布轻轻包扎、固定；若发生脊椎骨折，应将患者仰卧于硬板床上，搬运时必须协调一致，以免引起脊柱横断损伤造成残疾。③刀刺伤。患者常用锐器切断血管等，容易引起大出血，严重时可以导致休克，应立即进行急救止血，补充血容量，必要时将患者转外科处理。

> **重点提示**
>
> 外伤通常有撞击伤、坠跌伤和刀刺伤。严重者可以引起颅脑损伤、骨折及出血等，因此，应积极评估患者外伤程度、性质，立即采取有针对性的抢救措施。

(五)护理评价

1. 患者能否自己述说不会自杀或出现自杀意念时,能积极寻找帮助。
2. 患者是否能够认识和表达自己痛苦体验,有良好的支持系统。
3. 患者是否有积极的自我意识;是否掌握一定的应对技巧和途径。

二、暴力行为的防范与护理

暴力行为是指患者有强烈的攻击性伤害或破坏性行为,具有严重的危害性,可以致伤、致残甚至死亡。精神障碍患者由于知觉、情感、意志行为方面异常,因此,是产生暴力行为的主要危险人群。

(一)护理评估

1. 暴力行为危险因素评估

(1)精神疾病:发病年龄较轻,多处于急性期,有明显的幻觉、妄想,特别是命令性幻觉、被害妄想的患者。其中,精神分裂症、情感性精神障碍、精神活性物质滥用出现暴力行为最多。因此,护士应认真评估精神症状与暴力行为的关系,对预防暴力行为至关重要。

(2)过去有暴力史,情绪高昂而焦虑不安;入院时有暴力行为或攻击意念及威胁攻击的姿态。

(3)心理因素:个体在早期心理发育过程中,经历了严重的情感剥夺或性格形成期处于暴力环境,容易采取暴力应对方式。

(4)社会因素:社会、文化、社会因素是导致暴力行为的重要组成部分。如家庭成员、同辈、周围人们不良行为方式的模仿会增加暴力倾向。

> **重点提示**
>
> 社会学理论认为,暴力行为是社会化进程中由内、外在学习而来,内在学习是指实行暴力行为的自我强化,而外在学习发生于角色榜样的影响。社会因素、环境因素不良行为方式的影响是外在学习角色榜样作用。

2. 暴力行为发生征兆的评估

(1)行为评估:有兴奋不安行为,如不能静坐、躁动不安、来回走动、紧握拳头、言语威胁、击打物体等。患者发生失控行为时,应进行积极护理干预,尽可能减少暴力行为的发生。

(2)情感的评估:对有暴力倾向的患者进行评估时,如患者表现出不愉快、激动、愤怒等不良情绪反应,通常提示即将发生攻击行为,一旦失控将产生不良后果。

(3)意识状态的评估:意识状态的改变,提示暴力行为将会发生。因此,护士严密观察病情变化,最大限度减少暴力现象的出现。

(二)护理诊断

有暴力行为的危险(针对他人)与幻觉、妄想、焦虑、器质性疾病有关。

(三)护理目标

1. 患者住院治疗期间不会伤害他人。
2. 能认识造成情绪波动的原因,并能控制自己的行为或寻求帮助。

3. 患者能以合理的方式表达自己的愤怒、激动的情绪。

(四) 护理措施

1. 及时发现暴力行为的先兆　如躁动不安、神情紧张、来回走动、言语威胁等失控行为时,应进行积极有效的护理干预,必要时可允许患者采用一些不伤人的方法发泄愤怒情绪(如击打枕头或沙袋)。

2. 环境管理　为患者创造无威胁的环境,保持环境安静,避免嘈杂、拥挤,杜绝接触各种危险物品。

3. 良好的沟通　通过语言和非语言的方式,与患者进行有效的交流,以坦诚的态度和高度的责任感及同情心对待患者,降低暴力行为的发生率。

4. 暴力行为发生时的处理　医护人员团结协助,尽快控制局面,及时迎面阻拦;立即疏散围观病员,确保其他患者和病房的安全;强行夺下和命令患者放下手中的危害品,将患者转移隔离至安静的病房;帮助患者减轻愤怒的情绪,自行停止暴力行为。

5. 重建社会支持系统　做好患者的亲属、同事朋友的工作,增加对患者的理解、接纳、关心,帮助患者战胜痛苦,增强对抗自杀的内、外在资源。

6. 其他　督促和监护患者遵医嘱服药,确保治疗的顺利进行。

(五) 护理评价

1. 患者是否不再有自杀意念,患者无自我伤害的行为。
2. 患者是否有积极的自我认识和表达自己痛苦的内心体验。
3. 患者是否掌握一定的应对技巧和途径。

> **重点提示**
>
> 暴力行为发生时,接近患者至少维持一个手臂的距离,并且预留可以很快离开的出口。不要从身后接近患者,避免使其害怕激发暴力行为。接触患者要果断,多人行动要协调;保持友善和冷静的态度,不要随意指责患者。

三、出走行为的防范及护理

出走行为是指患者在住院期间,没有得到医师的同意而私自离开医院的行为。患者出走会导致治疗中断,可能造成自己受伤或伤害他人,也可能因为走失而产生各种意外事件,而造成严重后果。

(一) 护理评估

1. 出走原因的评估

(1) 精神症状所致:精神疾病患者,由于缺乏自知力,否认自己有精神病,甚至认为住院受迫害,为实现某种病态信念而脱离医院,如上访、告状等;抑郁症患者会因为采取自杀行动而寻找机会离开医院。

(2) 环境影响:患者感到住院生活单调、苦闷、受拘束。

(3) 服务态度不满意:工作人员态度生硬、方法简单、解释不耐心、缺乏责任感,给患者造成不良的刺激,使其产生不满心理而出走。

(4) 个人愿望未得到满足,对治疗的恐惧或不理解,或借外出检查和活动机会出走。

2. 出走先兆评估

（1）出走患者的常见原因：有出走行为历史，有明显幻觉、妄想，对住院及治疗感到恐惧，有强烈思念亲人的患者，最容易发生出走。

（2）出走患者的行为表现：意识清楚的患者多采取隐蔽的方法，平时积极与医护人员拉拢关系、窥探情况、寻找出走的途径，同时出走前多伴有情绪波动，表现为焦虑、失眠、躁动等；意识不清楚的患者常无目的、无计划，容易受到伤害。

（二）护理诊断

1. 有受伤的危险　与自我意识下降、意识障碍有关。
2. 有走失的危险　与幻觉、妄想、意识障碍有关。
3. 焦虑　与能否达到出走目的有关。

（三）护理目标

1. 患者住院期间不发生出走，能安心的治疗，人际关系融洽。
2. 患者情绪安稳，合理提出自己的要求。

（四）护理措施

1. 密切观察病情变化　了解患者的心理反应及出走原因，给予关心、交流，尽量满足其心理需求，力求消除患者出走的想法。
2. 安全管理　注意门窗的安全，随时检查危险物品，需外出活动或做检查的患者应专人陪护，禁止单独外出。
3. 加强责任感、改进工作态度　医护人员应多巡视病房，密切注意患者情况；对患者的提问耐心解释，避免使用简单生硬的言语刺激患者。
4. 丰富住院生活　了解患者个人爱好，组织文体活动，宣泄缓解不良情绪。

重点提示

发现患者出走后，要沉着、冷静、组织寻找，并通知其他人员和家属，积极配合，共同努力寻找。找到出走患者后，要做好患者的医疗和心理安抚工作，制定防范措施，防止再次发生出走。

（五）护理评价

1. 患者能否适应医院环境，人际关系是否改善。
2. 患者是否有效控制不良情绪，恰当表达自己要求。

四、噎食异物的防范与护理

噎食是指食物堵塞咽喉部或卡在食管第一狭窄处，甚至误入气管，引起呼吸窒息的现象。精神障碍患者可能因为药物不良反应或疾病本身等多种因素发生噎食、窒息，应高度重视和掌握急救措施。

（一）护理评估

1. 噎食的危险因素评估　服用抗精神病药物的锥体外系不良反应，引起吞咽肌肉不协调，抑制吞咽反射所致；脑器质性病变，患者吞咽反射迟钝，因抢食、急速进食而发生噎食；患者在电抽搐治疗后未完全清醒，在意识模糊情况下进食可引起患者噎食。

2. 噎食的表现　噎食轻者表现为呛咳、呼吸困难、面色发绀、双手乱抓、双眼直瞪等；重者意识丧失、四肢抽搐、大小便失禁、呼吸心搏停止。

（二）护理诊断

1. 有噎食的危险　与服用抗精神病药物、脑器质性疾病有关。
2. 有窒息的危险　与进食阻塞气道有关。

（三）护理目标

1. 患者住院期间无噎食发生。
2. 患者能理解细嚼慢咽的重要性，有效防止噎食。

（四）护理措施

1. 噎食的防范

（1）以预防为主，严密观察病情及有关药物的不良反应。

（2）加强饮食护理：严密观察病情变化，对有吞咽困难的患者，应专人守护进食或协助进食，避免进食带骨、带刺的食物以及强行灌食，最好分量分次进食，或专人喂食。

2. 噎食发生后的处理

（1）保持呼吸道通畅：立即就地抢救，清除口咽部食物。如清除口咽部食物后患者仍无缓解，应立即将患者腹部卧于凳子上，让上半身悬空，猛压其腰腹部，迫使膈肌突然上移，压迫肺部，使肺内气体猛烈外冲，利用气流将进入气管的食物冲出。

（2）如有心脏停搏者，应立即行胸外心脏按压，如有自主呼吸，应持续给氧，专人守护直到患者完全康复。

> **重点提示**
>
> 噎食发生后应就地抢救，分秒必争，立即清除口咽部的食物，保持呼吸道通畅，促进心肺复苏。同时通知医师。必要时尽早进行气管插管。

（五）护理评价

1. 患者住院期间有无噎食发生，患者是否形成良好的进食习惯。
2. 发生噎食的患者是否得到及时抢救，有无并发症发生。

五、吞食异物的防范与护理

吞食异物是指患者吞食食物之外的其他物体。吞食的异物，如戒指、别针、刀片、体温表、笔头、扣子等。

（一）护理评估

1. 吞食异物的原因　精神障碍患者吞食异物可能由于思维障碍引起，也可能是一种自杀的手段。

2. 吞食异物的表现　对已吞食异物的患者要立即评估所吞食异物的种类、数量、时间、危险程度分析。吞食异物种类不同所表现的症状也不同，如刀片锐器常会损伤胃肠黏膜，造成穿孔或大出血，吞食较多纤维织物可引起肠梗阻。

(二)护理诊断

1. 有胃肠出血危险　与吞食锐器有关。
2. 有中毒和梗阻危险　与吞食纤维织物、塑料有关。

(三)护理目标

1. 患者住院期间无吞食异物的现象。
2. 患者能理解吞食异物的后果,并纠正不良行为。

(四)护理措施

1. 吞食异物的防范　对患者加强健康教育,讲解吞食异物的危险性;了解吞食异物的原因,特别是有吞食异物倾向或病史的患者加强防范措施,不能指责刺激患者。

2. 吞食异物的处理　关心爱护患者,减轻患者的心理压力,稳定患者的情绪,引导患者说出异物的种类、大小、数量及感受,采取针对性处理措施。

(1)较小的异物多可自行从肠道排出。

(2)对金属或不明物体应立即进行 X 线检查,以确定异物所在位置;尽快食用富含纤维的蔬菜,使纤维包裹异物,减少异物对胃肠黏膜的损伤;严密观察大便情况,注意有无异物出现,直至找到全部异物为止。

(3)若异物较大,不可能从肠道排出,应通过外科手术取出异物。

(4)若患者咬碎了体温表并吞食了水银,立即让患者吞食蛋清或牛奶,以减少水银的吸收。

(五)护理评价

1. 患者住院期间是否吞食异物。
2. 患者是否认识到吞食异物的危险性而改变行为方式。

讨论与思考

1. 案例一　患者,男,64岁,技术总监。子女在国外发展,患者与妻子均退休,生活幸福充实。1年多前,妻子因病去世。6个月前,认识了一位女士,彼此倾心。正当其对生活充满希望时,得知这位女士是有家庭的。患者听完后如五雷轰顶,陷入激烈的矛盾中,郁郁寡欢,不愿出门。6个月后,开始觉得心慌、胸闷、乏力,睡不着,烦躁不安,怀疑得了不治之症,于是拿刀割腕。

(1)在与该患者沟通与交往过程中需应用哪些技巧?

(2)对该患者进行护理评估,并作出护理诊断。

(3)为该患者制定预防自杀行为发生的护理措施。

2. 案例二　患者,男,37岁,工人。1年前无明显原因出现多疑、敏感,认为邻居在背后议论他,说他的坏话。感到马路上的人也议论他,诋毁他的名誉。近1个月病情加重,认为邻居收买了公安局的人派人跟踪监视他,想害死他,并用高科技仪器控制他的脑子,使他生不如死。诊断为"精神分裂症"。入院后,患者认为医院是监狱,医务人员是便衣警察,医院里的一切设施都是用来监视、控制他的。因此,在医务人员开门时,患者2次企图冲门外跑以逃避迫害,均被及时阻止。

(1)结合本案例,说出精神科护理观察的内容和原则。

(2)评估该患者出走的原因和先兆。

(3)为该患者制定预防出走的护理措施。

(徐梅林　哈力旦·玉素甫)

第9章

精神障碍的治疗与护理

学习要点
1. 精神药物的治疗与护理措施
2. 电休克治疗的护理方法
3. 工娱治疗的护理方法
4. 康复治疗的护理方法
5. 心理治疗的护理方法

精神疾病的治疗需要躯体治疗和精神治疗,躯体治疗主要有化学药物治疗、电休克疗法、手术治疗及中医中药治疗等,是患者住院期间的主要治疗形式;精神治疗主要有心理治疗和心理咨询,是精神科的基础治疗形式,对轻型精神障碍及一般心理问题,精神治疗是主要的治疗手段;另外,工娱治疗和康复治疗作为辅助手段和社会功能的恢复措施,在精神障碍治疗中也起着重要作用。

重点提示

精神障碍疾病主要的治疗方法是药物治疗。

第一节 精神障碍的药物治疗与护理

一、常用抗精神障碍药物

精神障碍的药物治疗是应用精神药物来影响精神活动,改变病态行为、思维或心境的一种治疗方法。精神药物在临床上按其作用特点分为抗精神病药、抗抑郁药、抗躁狂药和抗焦虑药。

(一) 抗精神病药

抗精神病药是精神科应用最多、最主要的治疗药物。抗精神病药物按其在临床应用的时间以及作用的不同,可分传统使用的典型抗精神病药物和近年来开发的新型、非典型抗精神病药物两大类。前者的代表药为氯丙嗪、硫利达嗪、氟奋乃静、奋乃静、三氟拉嗪、氟哌啶醇、氯丙噻吨、舒必利;后者的代表药为氯氮平、奥氮平、喹硫平、利培酮、齐拉西酮。

1. 临床应用

(1)适应证:主要用于治疗精神分裂症和预防精神分裂症的复发、控制躁狂发作及其他疾病伴有的精神病性症状。

(2)禁忌证:严重心血管疾病、严重肝肾疾病、严重的全身感染、造血功能不良、有既往同种药物过敏史、甲状腺功能异常、闭角型青光眼等禁用。老年人、孕妇及哺乳期妇女等应慎用。

2. 常见的不良反应与处理

(1)锥体外系不良反应:为最常见的不良反应,主要表现如下。①急性肌张力障碍。多见于年轻患者,常在治疗的最初几天内发生,症状常突然发生,表现为牙关紧闭、斜颈痉挛,也可能出现动眼危象,持续数分钟到1h。处理:肌内注射东莨菪碱或口服苯海索,少数反应严重者需减量或停药。②类帕金森综合征。多见于老年患者,多在治疗的1~4周发生,症状有运动缓慢或运动不能、肌张力增高和静止性震颤三大特征。处理:可服用苯海索。③静坐不能。多在治疗的第2个月内出现,表现为不停地走动,坐立不安。处理:可用地西泮或普萘洛尔。④迟发性运动障碍。常出现在长期用药停药时,以不自主的、有节律的刻板式运动为特征。与药物剂量大、用药时间长有关。处理:关键在于预防,使用最低有效剂量,避免使用抗胆碱能药物。

(2)抗胆碱能不良反应:主要症状有口干、视物模糊、瞳孔扩大、皮肤干燥、面潮红、便秘、尿潴留等,严重者可出现焦虑不安、中毒性谵妄,甚至昏迷。处理:减量或停药,必要时用毒扁豆碱0.5~1mg肌内注射或静脉注射。

(3)心血管系统的不良反应:①直立性低血压。多发生在治疗的前几天,尤其是注射给药时易发生,一旦发生直立性低血压,轻者平卧休息,重者可给予去甲肾上腺素、间羟胺对抗,禁用肾上腺素,因肾上腺素可使外周血管扩张,加剧低血压。②心律失常和猝死。一旦发现,应立即停药,给予相应处理。

(4)恶性症候群:较少见,为最严重的不良反应,多在治疗早期、用药量大时出现,表现为高热、大汗、心动过速,迅速进展的肌肉僵硬、精神错乱,处理不及时易致死亡。处理:立即停用抗精神病药物、降温、预防感染、各种对症和支持治疗。

(5)其他:氯丙嗪治疗初期可出现肝功能障碍,严重时应立即停药,并积极肝保护治疗。氯丙嗪有增加癫痫发作的倾向,长期治疗可对光敏感、皮肤和角膜晶体色素沉着;氯氮平可引起白细胞减少,应特别警惕,应定期检查血象。

(二)抗抑郁药

临床应用最广的抗抑郁药物主要有单胺氧化酶抑制药(MAIO类)是最早的抗抑郁药物,作为二线抗抑郁药,其他药无效时使用;三环类抗抑郁药(TCAs类),常用药物有丙米嗪、阿米替林、氯米帕明、多塞平;选择性5-羟色胺再摄取抑制药,常用的有氟西汀、帕罗西汀、舍曲林、西酞普兰等;其他具有神经递质活性的抗抑郁药共4类。临床上治疗抑郁症的首选药是选择性5-羟色胺再摄取抑制药。

> **重点提示**
>
> 口服抗抑郁药物一般起效较慢,2周以上起作用,一种药足量治疗6~8周仍无效,才考虑换药。

1. 临床应用

(1)适应证:各种抑郁症、强迫症、焦虑症、恐惧症、慢性疼痛、进食障碍、小孩夜尿的治疗。

(2)禁忌证:癫痫,严重心、肝、肾疾病,青光眼,肠麻痹,孕妇,尿潴留等。

2. 不良反应 抗抑郁药的主要不良反应有口干、便秘、尿潴留、体重增加、心律失常、血压下降等,偶有粒细胞减少、烦躁不安、共济失调、精神错乱。应该指出,新兴的抗抑郁药的不良反应较少而轻,用药依从性好,因而总体的治疗效果更高。

(三)抗躁狂药

抗躁狂药亦称心境稳定药,临床上常用的抗躁狂药物是碳酸锂、某些抗精神病药和抗癫痫药对躁狂症也有一定疗效。

1. 临床应用

(1)适应证:主要用于治疗躁狂症和预防双相抑郁发作、预防躁狂发作、情感性精神病及精神分裂症的兴奋冲动和攻击性行为。

(2)禁忌证:肾功能障碍、心血管疾病、电解质紊乱、急性感染、孕妇等,老年人慎用。

2. 不良反应与处理 锂在肾与钠竞争重吸收,缺钠或肾病易导致体内锂的蓄积中毒。不良反应有口渴、厌食、手指震颤、协调运动障碍等,减量或停药后可消失;一旦出现恶心呕吐、言语不清、运动不能、粗大震颤,提示为药物中毒,严重者痉挛发作、精神错乱、谵妄、昏迷甚至死亡。发现中毒反应须立即停用锂盐,及时给予大量钠盐或血液透析治疗,一般不遗留后遗症。

> **重点提示**
>
> 锂盐的中毒剂量与治疗剂量很接近,因此,为保证用药安全,需要定期进行血药水平的监测。

(四)抗焦虑药

抗焦虑药即镇静催眠药,通常在低剂量时具有镇静作用,高剂量时有催眠作用。最早用于临床的抗焦虑和镇静药是巴比妥类,目前应用最广的是苯二氮䓬类,另有非苯二氮䓬类丁螺环酮也可用于治疗广泛性焦虑。

1. 临床应用

(1)适应证:焦虑症、神经症、失眠症、癫痫、酒精戒断症状、轻度抑郁等。

(2)禁忌证:严重心血管疾病、肾病、药物过敏、药物依赖、妊娠早期、青光眼、重症肌无力、使用酒精及中枢神经抑制药时应禁用。

2. 不良反应　嗜睡、过度镇静、记忆力下降、智力活动受影响、口干,严重的不良反应罕见。苯二氮类长期应用会产生躯体依赖,突然停药可引起戒断症状,应逐步缓慢停药。

二、药物治疗过程中的护理程序

(一) 护理评估

1. 健康史　了解患者的精神障碍病因、诱因,主要精神症状的表现,病情轻重,家族史等。重点了解诊疗及护理经过,用药情况,治疗反应等。

2. 身体状况　生命体征是否平稳,营养、代谢是否正常,步态、动作是否协调,排泄功能是否正常,各系统、各脏器功能是否正常,性功能和生殖功能是否正常。

3. 心理社会方面　评估患者的自知力,以判断用药的依从性及自理能力,是否有可靠的求助能力,评估患者的家庭和社会支持系统,人际关系,有无自杀意念与企图等。

(二) 护理诊断

1. 便秘、尿潴留　与抗胆碱能作用有关。
2. 躯体活动障碍　与精神药物的锥体外系不良反应有关。
3. 自我防护能力改变　与药物不良反应所致意识障碍有关。
4. 执行治疗方案无效　与患者不合作有关。
5. 睡眠形态紊乱　与兴奋躁动或抗焦虑药的镇静作用有关。
6. 有受伤的危险　与运动障碍、直立性低血压、癫痫等有关。

(三) 护理目标

1. 患者精神症状得到控制或缓解。
2. 预防和减少患者服药后的不良反应,及时发现和处理药物不良反应。
3. 预防和减少患者意外事件的发生。
4. 改善睡眠紊乱及营养失调。
5. 增强患者服药和接受治疗的依从性。
6. 帮助患者恢复基本生活自理能力及社会功能。
7. 增强患者出院后用药自我管理和求助技能。

(四) 护理措施

1. 建立良好的护患关系　可以促进患者的合作和提高治疗依从性。

2. 加强治疗中的基础护理　精神药物的不良反应会影响患者的一般情况,因此,要加强药物治疗中的基础护理。

(1) 饮食护理:特别是兴奋或抑郁患者、吞咽困难患者,应监督帮助患者进食,保证营养的摄取。

(2) 皮肤护理:保持患者皮肤清洁干净、勤换衣服,定期更换体位,协助患者料理个人生活。

(3) 睡眠护理:创造好的睡眠环境,帮助患者养成好的睡眠习惯,注意观察有无睡眠障碍,保证充足的夜间睡眠。

(4) 大小便护理:便秘、尿潴留是精神药物的不良反应之一,护士应观察并训练患者定期排便的习惯,鼓励患者多活动、多进食粗纤维食物。

3. 保证医嘱执行　药物治疗是精神障碍疾病主要的治疗方法。①未坚持服药是精神疾病复发最常见的原因,因此,护士应加强对患者与家属之间沟通和健康指导,把治疗的计划、作用、意义、所用药物的药名、药物的不良反应、处理方法及求助方式等告知患者家属及有自知力的患者,以取得良好的合作。②对自知力缺乏、抗拒或不能合作的患者需要2人以上配合进行强制治疗,采取注射剂型及长效药物。口服给药时,目视患者把药服下,检查口腔、水杯等处,防止藏药、吐药,服药后在护士的视线内观察30min。

4. 严密观察药物的不良反应　应高度警惕严重的不良反应,严防处理不及时危及生命。了解患者的主观感受,认真地评估患者的神情、步态等。如有吞咽困难时给予鼻饲;某些药物可引起直立性低血压,用药期间禁止从事高空及危险作业;改变体位时动作宜缓慢;鼓励患者多食水果和蔬菜;不饮酒。

5. 健康教育　让患者及家属理解按计划治疗的必要性及治疗不当的危害,坚持按医嘱用药,正确识别不良反应,能及时防护和处理。长期坚持接受医师咨询,定期复查,根据病情调整药物。加强家庭支持,为患者创造良好的家庭关系和温馨的气氛。

(五) 护理评价

评估用药前后患者精神症状的改善情况,药物不良反应的程度及患者的耐受性,能否保证安全用药,是否有调整药物的必要性等。

> **重点提示**
>
> 药物治疗对控制精神病性症状有着至关重要的作用。但由于治疗时间长,药物剂量大,不良反应也比较明显,需要密切观察,及时处理。

第二节　电休克治疗与护理

一、电休克治疗概述

电休克治疗是指以一定量电流短暂地通过大脑,引起广泛性脑皮质放电、导致全身抽搐和意识丧失,以达到控制精神症状的一种治疗方法。这种治疗通常能使患者功能迅速恢复正常。现在的电休克治疗已进行了改进,在通电后可使患者不产生抽搐,也称无抽搐电休克。

电休克治疗在临床应用的时间早于药物治疗,至今仍是安全、有效、无痛苦的治疗手段,一般需治疗数次至十几次,无特殊必要不能超过20次。

(一) 适应证

1. 紧张型精神分裂症患者,存在危及生命的严重木僵、拒食、违拗者。
2. 因重症抑郁或双相障碍的严重抑郁发作、有强烈自杀倾向者。
3. 极度兴奋的谵妄状态、躁动、冲动攻击、伤人损物者。
4. 对精神药物治疗无效或对药物治疗不能耐受,经治疗不能控制者。

(二) 禁忌证

1. 中枢神经系统器质性病变,如颅内占位性病变、脑血管疾病、脑外伤等。
2. 严重躯体疾病,如冠心病、高血压、严重感染发热、脏器功能减退、骨折、出血、青光眼、视网膜脱落等。

3. 高龄、儿童、孕妇、产后1个月以内者、身体极度虚弱者。

(三)并发症

电休克治疗是目前临床安全的治疗方法,并发症很少。偶有暂时性记忆丧失、呼吸暂停、治疗后头痛、恶心等,一般能在短期内恢复。意外情况下可发生骨折与脱臼,常见部位是第4~8胸椎,其次是胫骨、股骨、下颌关节,现已少见。

二、电休克治疗的护理

(一)治疗前的护理

1. 患者的准备

(1)向患者和家属解释清楚治疗的必要性、治疗的作用、不良反应等。倾听患者和家属的意见,消除误解和疑虑,并签署知情同意书。

(2)治疗前应为患者测量观测体温、脉搏、呼吸、血压。协助患者完成各种必要的辅助检查,如血常规、心电图、脑电图、血生化等。

(3)治疗前1d,清洗头发,以免油垢影响通电效果;治疗前8~12h禁食、禁水、停服抗精神病药物;治疗前15~30min皮下注射阿托品,减少呼吸道分泌物;排空大小便;取下活动义齿、发卡、眼镜等,解开领口和裤带。

2. 环境准备　治疗室应安静、整洁,布局合理,无关人员不得进入。

3. 用物准备　治疗床、治疗机各1台,沙垫大小各1个,盐水、纱布、棉签、止血带、皮肤消毒剂。改良电休克治疗要准备好麻醉用品和治疗仪。急救器械:开口器、压舌板、心电监护仪、吸痰器、给氧设备。

(二)治疗中的护理

1. 置患者于平卧位,四肢自然伸直,颈后及肩背部置沙枕使脊椎稍前突,防止痉挛时出现压缩性骨折;上下磨牙间放置专用牙垫,由助手协助固定,以防止咬伤舌头;同时紧托患者下颌,防止脱臼。

2. 按医嘱给予麻醉及肌松药,观察用药反应;将涂有导电膏的电极安放于患者头部非优势半球侧颞部。

3. 术中密切观察患者的生命体征及治疗反应;治疗结束后用气囊供氧进行人工呼吸,直至自主呼吸恢复后送回监护室。

4. 整理治疗室,更换用物备用。

(三)治疗后的护理

1. 置患者于监护室,床旁加护栏防止坠落,取平卧位,头偏向一侧。

2. 继续观察患者的生命体征、意识恢复情况,防止舌根后坠,保持呼吸道通畅。

3. 待患者意识完全清醒后对患者进行必要的躯体和精神检查,判断是否有外伤、关节脱臼、牙齿松动;有无记忆障碍、定向障碍等,如有问题及时报告医师进行处理。

4. 对患者进行饮食和用药护理,给予必要的心理护理支持。

> **重点提示**
>
> 电休克治疗主要的风险及护理的内容是对剧烈的全身肌肉强直带来的危害进行预防和控制,以及治疗后等待意识完全恢复的护理。

第三节 工娱治疗与护理

工娱治疗是通过组织患者参加工作、劳动、群体性的文体娱乐活动,使患者在互动中接受良性的精神刺激,缓解精神症状,改善交往能力,防止精神衰退,提高适应社会的能力。是恢复期精神病患者一种重要的辅助治疗。

一、工娱治疗的组织

应根据医院的性质与床位数量而定。专职的工娱治疗者应具备精神疾病专业知识、比较强的组织和操作能力。专职的护士负责组织患者开展活动,计划活动内容、时间、地点,选择适宜患者参会,同时对患者进行观察、记录。

二、工娱治疗的方法

工娱治疗的方法很多,不拘于形式,应根据患者的情况和医院的条件,合理安排有效而易行的治疗项目。工娱治疗的方法有文娱活动、体育健身活动、劳作、学习和健康教育。

1. 对于慢性精神衰退和痴呆的患者,可安排些简单易行的劳动,如清洁卫生、浇灌花草、搬运物品等。

2. 对于情感淡漠、性格孤僻、行为退缩、沉默寡言的患者,应安排一些欢快的、有一定强度的活动,如唱歌、舞蹈、拔河比赛、篮球、足球、乒乓球等。

3. 对于以情感不稳、兴奋躁动为主的患者,宜安排以静为主的活动,如看电影、电视,棋牌类活动及编织、雕刻、拼图等需要耐心的活动项目。

4. 抑郁状态、情绪低沉的患者,可安排有吸引力的活动,如听欢快的音乐、看节目、跳舞、组织活动等,以提高兴趣、活跃情绪。

5. 自责自罪的患者,可安排简单,劳动强度小、安全的活动。

三、工娱治疗的护理

(一)治疗前的护理

1. 认真评估患者的病情,了解患者的精神症状、心理问题、病程阶段,尤其注意有暴力倾向、自伤自杀和出走行为可能性的患者,采取必要的安全保障措施。

2. 根据患者的具体情况制订合适的工娱治疗计划,活动的强度和性质,要充分考虑患者的身体条件,避免进行强对抗性的运动,以防发生意外。

(二)治疗中的护理

1. 善于观察　要密切观察每一位患者的表现,及时判断患者精神状态的变化,观察患者完成任务的速度和质量、参与的积极性、动作敏捷程度、表情变化等,判断患者的思维、理解力、记忆力、注意力、情绪情感、意志行为等水平,并做好记录。

2. **充分发挥工娱治疗的作用**　活动中照顾到每一位患者,尤其留意中间离开场地的人员,必要时专人陪伴,防止发生走失;对行为懒散、不愿参加活动的患者要多进行鼓励,可交给定额任务,限期完成,从而培养患者的责任感;对能力较低的患者,要耐心指导;对兴奋不安的患者,要防止与他人发生冲突;对技艺生疏的患者,要耐心教给他们操作方法;不可指责、讽刺,以防伤害患者的自尊心和积极性。

3. **安全护理**　工娱治疗是集体治疗的一种手段,是精神障碍患者社会功能的恢复和锻炼过程,此时患者的病情并未完全控制,因此,工娱治疗的各项活动中,都必须保证患者安全,注意观察患者表现,严防患者利用工娱器具伤人、出走、自杀等各种意外事件发生。需要护士密切观察患者的举动,防止发生意外。

(三)治疗后的护理

1. 活动结束时要清点人数,询问患者的感受,可以安排部分患者清理活动场所。
2. 护送患者返回病房,协助患者清洁洗浴,指导患者休息,及时补充水分,剧烈的运动后不宜立即进食和饮水。
3. 总结记录本次治疗的过程,患者的情况,分析疗效、存在问题,以利今后参考。

第四节　康复治疗与护理

精神障碍的康复治疗是指通过对精神障碍患者进行学习、生活、职业等技能的训练,来恢复患者心理社会功能,提高其生活技能,减轻精神残疾,重新回归社会的一种治疗方法。康复治疗是针对患者精神衰退或精神残疾进行的功能恢复及代偿性训练的方法,是一个连续的、长期的治疗任务。康复治疗始自住院患者的恢复期,但不限于住院期间,直至患者完全康复,回归正常的社会生活。

一、康复治疗的方法

(一)药物治疗的管理

1. 让患者及家属了解坚持药物治疗的重要性,熟悉药物的剂量、疗程、常见不良反应,按时按规定剂量服药,预防不良反应的发生。
2. 理解病情恶化时自知力降低的危害,会造成患者对病情的否认及家属识别病情的难度加大,从而失去已有的治疗成果。
3. 观察病情变化,能较好地识别和判断症状的变化是由药物不足造成的精神症状加重,还是药物不良反应产生的新情况,判断不清时及时求助医师。

(二)生活生产能力的训练

1. **日常生活能力的训练**　一旦精神症状好转,自知力恢复,即可引导患者自己解决日常生活的问题,如整理床铺、碗筷清洁、完成洗漱、修剪指甲、胡须等个人仪表形象的整理;训练患者做事的时间观念,如按时起床、按时饮食、入睡等,逐步形成良好的生活习惯。
2. **人际交往能力的训练**　定时组织患者、家属、医护人员进行小组座谈,训练人际交往的基本礼仪,如互相问候、让座倒茶、临别送行等;带领患者外出购物等进行社会角色适应,改善其情感淡漠,行为退缩的症状。

3. 工作能力的训练　从某种意义上说,工作就是最好的治疗。要了解患者患病前的工作和学习能力、技巧和兴趣爱好,指导和帮助患者进行恢复性训练。根据患者表现多进行表扬性的正性强化,恢复患者的自信心。

(三)求助医师的技能

训练患者在需要时能主动联系医师得到及时帮助,能向医师正确地描述自己的症状和存在的问题,从而获得有效地帮助。

二、康复治疗的护理

1. 评估目前的精神状态,尤其是自知力、用药依从性、社交能力、求助能力等,判断患者需要哪方面的康复训练。

2. 针对患者存在的主要问题制订个体化的训练计划,如用药管理、自我生活照料、认知功能训练、社交活动、角色扮演、求助技能等。

3. 在活动中观察患者完成任务的自觉性和达到的质量,应注意不宜操之过急,先易后难,逐步提高质量,努力恢复原有的社会功能。

第五节　心理治疗与护理

对精神障碍患者进行心理治疗的目的在于解决患者所面对的心理困惑,减少焦虑、抑郁、恐慌等精神症状,改善患者的非适应行为,包括对人、对事的看法,人际关系,并促进人格成熟,能以较为有效且适当的方式来处理心理问题和适应生活。

一、心理治疗过程

(一)心理诊断

首先与患者建立良好的护患关系,取得患者信任;在取得患者的信任的基础上全面收集患者的相关资料,分析患者存在的主要问题,必要时通过心理测验来了解;确定患者的心理问题及其原因并做出诊断;最后与患者及家属共同制订心理治疗的目标。

(二)实施阶段

这是治疗中的重要阶段。在明确诊断和治疗目标后,应根据患者的具体问题采用不同的心理治疗方法,以解除患者错误的认知,改善患者不良的情绪,矫正不良的行为。

(三)结束阶段

经过一段时间的心理治疗,取得满意的治疗后,应对心理治疗的效果进行评估。评估包括患者的自我评估;家属对患者行为改善的评定;患者治疗前后心理测验结果的比较;护士的评估。通过评估总结经验,确定患者随访时间,指导患者康复。

二、心理治疗护理

(一)治疗前的护理

1. 治疗资料的准备　充分收集患者的心理问题、人格特征、家庭、职业、生活事件等相关资料,为心理诊断提供依据。

2. 环境的准备　要为心理治疗提供一种使患者感觉到家庭温馨的氛围,还要求环境整洁、安静,没有外人打扰。

3. 患者的准备　预约好患者在治疗前半个小时到达治疗室。治疗前让患者休息、放松。护理人员可根据患者的具体情况给予健康指导,鼓励患者积极配合医师治疗,帮助患者树立康复的信心。

(二) 治疗中的护理

心理治疗在无第三人干扰的环境中进行。护士在治疗的过程中做治疗者的助手,如资料的收集、提供患者需要的帮助等。

(三) 治疗后的护理

在治疗结束后,护理人员要征求患者的意见,询问患者有哪些需要,并将信息及时反馈给治疗者;预约好下次的治疗时间;保持与患者的紧密联系。

讨论与思考

1. 案例一　患者,男,26岁,言行怪异、出现幻觉妄想1年。患者自小少语寡言,交往少,脾气暴躁,1年前因父亲病故和失恋,开始失眠、呆滞、郁郁不乐,说:"我活不了几天了,我有罪。"见到公安人员就称"我有罪",看见小汽车就恐惧地问他人:"那是不是来逮捕我的?"患者记忆、智能无障碍,只是孤独离群,生活懒散,时而恐惧、激越,时而自语自笑、凝神倾听。一次,突然对电风扇下跪,说听到电风扇里有一男声责骂他是"叛徒和内奸"。认为自己脑子想的事被别人知道,"监视器就是邻居家的录音机和自己的手表"。诊断为精神分裂症,并处于急性期,选用氟哌啶醇,合用抗抑郁药物舍曲林等药物治疗。

(1) 精神疾病都有哪些治疗方法?

(2) 精神药物使用要注意哪些问题?

(3) 说出上述病例的护理诊断和护理目标。

2. 案例二　患者,男,75岁,退休干部。因"反复出现情绪低落,入睡困难,伴有自杀观念及行为22年余,再发5个月余"收住院。20余年前,无明显诱因出现情绪低落,觉得活着没意思,曾准备跳楼自杀,后在某精神病医院诊断为"抑郁症",住院治疗1个月后,好转而出院。9年前复发,再次住院1个月余,治愈出院。近5个月来又出现情绪低落,逐渐加重至日前剖腹自杀,被家人发现并及时制止,诊断为"反复发作性抑郁症",予氯米帕明、帕罗西汀、米氮平及氯硝西泮等药物治疗,但情绪没有明显改善,对什么也不感兴趣,觉得生活没有什么意思,想一死了之。经研究决定,为患者实施无抽搐电休克治疗。

(1) 电休克治疗的适应证和禁忌证有哪些?

(2) 试述电休克治疗常见的并发症。

(3) 叙述电休克治疗过程中对患者的护理措施。

(哈力旦·玉素甫　徐梅林)

第 10 章

器质性精神障碍患者的护理

学习要点
1. 器质性精神障碍的常见综合征
2. 阿尔茨海默病的临床特征
3. 血管性痴呆的临床特征
4. 常见器质性精神障碍的护理方法

器质性精神障碍是指由脑部疾病或躯体疾病引起的精神障碍。前者包括脑变性疾病、脑血管病、颅内感染、脑外伤、脑肿瘤等所致精神障碍即脑器质性精神障碍；后者见于各种严重的躯体疾病引起的精神障碍，常见于躯体感染、内脏器官疾病、营养代谢疾病等，其精神障碍只是躯体疾病症状的一部分，称为症状性精神障碍。

第一节 器质性精神障碍的常见综合征

一、谵妄综合征

谵妄综合征又称急性脑病综合征，是一种无特异性病因的急性认知损害综合征，其核心症状是意识障碍（主要是意识清晰度下降）。轻度表现为嗜睡，反应迟钝；中度表现为意识模糊，患者的时间、空间及人物定向明显障碍，思维不连贯，常答非所问，经常出现错觉，情感淡漠；重度可达昏迷。

谵妄通常起病急，有昼轻夜重的特点，一般持续数小时或数天，典型的谵妄通常 10~12d 可完全恢复，少数患者持续时间较长，往往预示病情严重，预后不良。

二、遗忘综合征

遗忘综合征为脑功能的慢性、缓慢退行性病变，主要表现为进行性记忆障碍。患者意识清晰，智能等其他认知功能相对完好，人格保持完整。

记忆障碍突出表现为近事记忆障碍，患者对新近发生的事情最易遗忘，而远事记忆受损相对较轻。在记忆障碍基础上,常出现错构和虚构,患者常无意地编造一些经历与情节,或远事近移,或完全杜撰出一个不存在的事件以填补记忆的空白,患者对事件的描述呈现很强的暗示性。随病情进展,可出现定向力障碍。

老年人随着年龄的增长,出现一定程度的单纯性遗忘是自然规律,本身没有病理意义,但除记忆力的下降外,其他认识功能及人格保持完好。如有其他精神症状同时存在,则应考虑可能出现了遗忘综合征。

三、痴呆综合征

痴呆综合征又称慢性脑病综合征,是指较严重的持续的渐进性认知功能障碍,以缓慢出现的智能减退为主要特征,伴有不同程度的人格改变,无意识障碍。引起痴呆的病因种类繁多,常见于中枢神经系统变性疾病(阿尔茨海默病、帕金森病);其他的脑部病变,如肿瘤、感染、创伤、药物中毒等也可引起痴呆。

痴呆一般发病隐匿缓慢。主要症状表现记忆力下降。病人早期表现为社交及工作效率下降,近事遗忘,注意力不集中,思维迟钝,个性改变。随着病情的进一步发展,远期记忆也受损,逻辑思维及概括能力进一步减退,伴有语言障碍、用词困难、语言重复、刻板、不连贯。道德观丧失,出现偷窃、攻击行为等。晚期智能、人格衰退严重,出门不知回家,严重者大小便失禁,丧失个人生活自理能力,情感淡漠。

> **重点提示**
>
> 器质性精神障碍的常见综合征:①谵妄综合征;②遗忘综合征;③痴呆综合征。

第二节 脑器质性精神障碍的临床特点

一、阿尔茨海默病

(一)阿尔茨海默病临床表现

阿尔茨海默病是一种中枢神经系统的原发性退行性变性疾病,主要临床表现为痴呆综合征。起病缓慢,进行性发展,病因未明,是目前导致老年痴呆的首要原因。患病率随年龄增长而显著升高。患病率女性高于男性,约2:1,受教育程度低者患病率高于受教育程度高者,丧偶者患病率高于有配偶者,经济水平低者患病率相对较高。

阿尔茨海默病起病隐匿,进行性发展且不可逆,是老年痴呆最主要的病因。以记忆障碍为首发症状,随病情进展主要表现为智能损害。患者的计算、判断、分析、综合、理解、推理、概括、创造能力全面减退,不能从事简单劳动,严重者生活不能自理,最终常因躯体并发症导致患者死亡,病程平均6~10年。病情发展过程中可出现被盗观念、被害妄想,有情感淡漠,动作刻板笨拙,睡眠节奏紊乱等。早期人格与自知力相对完整,晚期可有人格改变,如自私、固执、行为与身份及原来的素质修养不相符合,情绪变化容易波动,易激惹,有时欣快,无故打骂人,与病前判若两人,不修边幅,收集破烂,当众裸体或出现性行为异常。

> **重点提示**
>
> 阿尔茨海默病是一种中枢神经系统的原发性退行性变性疾病,主要临床表现为痴呆综合征。

(二)阿尔茨海默病治疗原则

阿尔茨海默病现无治愈的方法,目前采用对症治疗以改善认知功能,减轻精神症状。以认知功能改善营养神经为治疗要点,常用药物多奈哌齐(安理申)、石杉碱甲、美金刚。精神行为症状的治疗应选用能有效控制精神症状,不良反应小的短效药物,且用量要小,如奋乃静、利培酮、氟西汀、帕罗西汀等。

二、血管性痴呆

(一)血管性痴呆临床表现

血管性痴呆是一组由脑血管疾病导致的智能及认知功能障碍综合征,是老年性痴呆的常见病因之一。本病大多50~60岁起病,发病率随年龄增长而增高,男性多于女性。

导致血管性痴呆的危险因素很多,包括高血压、高血脂、糖尿病、动脉硬化、房颤及惯于久坐的习惯等。

患者多有明显的脑血管意外病史,如脑梗死、脑出血、蛛网膜下隙出血等。早期症状以脑衰弱综合征为主,如情绪不稳、头痛、头晕、易疲劳、注意力不集中、工作效率降低、轻度近期记忆力下降。患者的记忆力、智力虽然有所下降,但是患者日常生活能力、理解力、判断力及社交礼仪等均能在较长时期内保持良好状态,人格也保持较为完好。

(二)血管性痴呆治疗原则

脑血管所致的精神障碍目前无法根治,通过治疗可减少并发疾病的患病率及病死率。血管性痴呆以改善脑血流,预防再发脑梗死,促进大脑代谢为治疗要点。代表药物,如双氯麦角碱、阿司匹林、氟桂利嗪。

第三节 护理程序的应用

一、护理评估与护理诊断

(一)护理评估

1. 躯体功能

(1)患者原发病的进展情况:包括原发疾病的主要症状表现、发展趋势、治疗情况、疗效以及预后等。

(2)患者的一般状况:生活自理能力、卫生、营养状况、皮肤、排泄情况、睡眠形态。

(3)神经系统状况:检查有无阳性体征。

2. 心理社会功能

(1)认知功能:记忆力下降、言语障碍、抽象理解能力受损、缺乏概括和判断能力。

(2) 意识状况：患者意识水平、意识范围、意识内容，有无昼轻夜重的情况及谵妄状态。

(3) 情感活动：情绪控制能力，有无懒惰倦怠、焦虑、抑郁、兴奋躁动或冲动伤人、欣快、愤怒等。

(4) 精神行为症状：幻觉、妄想、攻击行为、人格改变等。

(5) 家庭经济状况及社会支持系统：家庭成员对疾病的了解程度及照护能力。照顾者是否愿意承担照顾角色，是否能提供连续的支持。

(二) 护理诊断

1. 急、慢性意识障碍　与脑部感染、外伤、变性改变、肿瘤等疾病有关。
2. 睡眠形态紊乱　与脑部病变导致缺氧有关；与躯体疾病有关；与焦虑有关。
3. 生活自理缺陷　与意识障碍、痴呆、原发脑部疾患有关；与躯体疾病有关；与精神障碍有关。
4. 有受伤的危险　与感觉减退、癫痫发作、运动退化有关。
5. 社交障碍　与智能缺陷、思维障碍有关。

二、护理目标与护理措施

(一) 护理目标

1. 保障患者生命安全，防止意识不清时发生窒息、误吸。
2. 患者能自己进食或在护理人员辅助下摄入足够的营养。
3. 防止发生外伤、走失等。
4. 能自己或在照顾者协助下，穿衣、洗澡、梳理、如厕等。
5. 具备一定的语言沟通能力，能正确表达自己的情感及需求。

(二) 护理措施

1. 生理护理　注意了解患者的不同需求，提高其生活自理能力和生活质量。病人常有不知饥饱的现象，对暴饮暴食者应控制进食、重点护理，以免狼吞虎咽发生噎食而窒息。安排合理而有规律的生活，按时起床、就寝、进餐，使之生活接近正常规律，保证足够的休息和睡眠时间；训练定时排泄习惯，对病情较重、生活不能自理的患者，护理人员要给予周到的照顾，及时更换衣物、床单、被褥等，防止皮肤损伤。

2. 安全护理　对年老体弱、步态不稳及有癫痫发作的患者，走路时应予搀扶，防止跌倒发生骨折，病床应安装床档，防止患者从床上滑落摔伤；对记忆障碍患者要为其佩戴胸卡，便于走失时寻找；随时了解患者的情绪变化、行为反应，及时识别暴力行为及自杀倾向，采取有效的防范措施。

3. 心理护理　尊重患者，鼓励患者表达自己的感受，有效地采用相应的诱导方法使患者保持心情愉悦、平和温暖，避免大喜大悲；及时发现和消除焦虑、抑郁等心理因素，消除自杀观念；鼓励患者多与家人进行娱乐活动，多接触社会。

三、护理评价

1. 患者的原发病、精神症状是否得到控制或缓解。
2. 患者的营养需求能否维持在均衡状态。
3. 患者睡眠状态是否得到改善。

4. 患者是否因生活自理能力下降而发生感染、压疮、骨折等并发症。

讨论与思考

1. 案例一　女,75岁,丧偶,独居。1年前开始出现记忆力问题,初时记不住熟人的名字,发展到记不住子女的名字,上街买菜找不到回家的路。最近有捡拾破烂、垃圾,取他人之物为己有。未发现典型的幻觉、妄想及抑郁焦虑情绪,但情感反应较简单、冷漠。

(1)试述阿尔茨海默病的临床特点。

(2)结合案例制订脑器质性障碍的护理程序。

2. 案例二　男,69岁,人工髋关节置换术,全麻,术后出现意识障碍,烦躁不安,胡言乱语。术前无谵妄发作史,无老年性痴呆和精神障碍病史,CT检查排除颅脑病变。实验室检查无明显异常,诊断为谵妄综合征,给予奋乃静5mg肌内注射缓解,大剂量维生素C、维生素B及能量合剂静脉滴注,持续2d后症状好转,治愈出院后随访1年,无任何精神障碍。

(1)谵妄综合征临床表现有哪些?

(2)结合案例制订护理措施。

（李　菁　陈曙光）

第11章 精神活性物质所致精神障碍患者的护理

学习要点
1. 精神活性物质的概念和种类
2. 精神活性物质导致精神障碍的临床特点
3. 精神活性物质所致精神障碍的护理方法

表11-1 常见的精神活性物质

名　称	主　要　成　分
鸦片、大烟、烟土	阿片
白面、白粉、四号	海洛因、二醋吗啡
冰毒	甲基苯丙胺
麻古	甲基安非他明、咖啡因
大麻、火麻	四氢大麻酚
可可精	可卡因
摇头丸	亚甲二氧基甲基苯丙胺
K粉	氯胺酮
安定	地西泮
蓝精灵、三唑仑	三唑仑
绿豆仔	氯氮䓬
艾司唑仑	艾司唑仑

精神活性物质是指来自体外,能显著影响人的精神活动,并可导致成瘾的化学物质,亦称为成瘾物质。包括中枢神经系统抑制药、兴奋药、大麻、阿片类、致幻药、挥发性溶剂及烟草等(表11-1)。精神活性物质的滥用可出现依赖、耐受性、成瘾和戒断症状等,并导致精神障碍。

滥用:亦称为有害使用,是由于非医学上的需要而反复使用药物导致的躯体、心理的不良反应及法律问题。滥用概念不涉及耐受性及戒断症状,仅强调产生的不良反应。

耐受性:或称耐药性,是指反复使用某种药物后,原来的剂量已经达不到使用者所追求的效果,必须增加使用剂量方能获得所需的效果。某些药物之间存在交叉耐药性。

成瘾性:又称药物依赖,分为躯体依赖和心理依赖,是指对药物强烈的渴求和反复使用,以期获得服药后的特殊快感,以及避免中断用药而产生的痛苦,从而强制性长期慢性或周期性地用药。

戒断症状:指停止用药或减少使用剂量后所出现的特殊的心理生理综合征,多表现为与所使用药物的药理作用相反的症状。

> **重点提示**
>
> 某些精神活性物质常称为毒品,我国的毒品主要有阿片类、可卡因、大麻、兴奋药等。成瘾的原因比较复杂,包括生物学因素、心理因素和社会环境因素,如感情上缺少关爱,药物的可获得性,同伴及家庭成员的影响等。

第一节 临床特点

一、临床表现

精神活性物质种类繁多,不能一一详述,因此,这里仅就临床最为常见的几种介绍如下。

(一)酒精所致精神障碍

酒精的主要成分是乙醇,属中枢神经系统抑制剂。少量饮酒时,可使人产生欣快、健谈、控制能力下降及轻度的行为障碍;一次大量饮酒可引起急性精神神经症状;长期饮酒可导致精神和躯体方面的受损,同时影响社会功能。

1. 急性酒精中毒 大量饮酒时,初期表现为心率加快、面色潮红、情绪亢奋,言语增多,有欣快感,自我控制能力减弱。继续饮酒则进入麻痹期,表现为语言不清、步态不稳、易激惹、意识清晰度下降或意识范围狭窄,震颤,同时伴有心悸、恶心呕吐、昏睡等症状,严重者可致呼吸、心跳抑制,从而出现生命危险。

2. 慢性酒精中毒

(1)酒依赖综合征:亦称酒瘾,指反复饮酒所引起的一种特殊心理状态,表现为对酒的渴求状态和需要经常饮酒的强迫性体验,酒依赖亦分为精神依赖和躯体依赖。

(2)戒断综合征:指酒瘾患者减少或停止饮酒时产生的一系列精神与躯体症状,早期表现为内感性不适、焦虑、抑郁、入睡困难、做噩梦等,伴有恶心、出汗、食欲缺乏、心悸、高血压等症状,重者可有精神运动性兴奋、妄想、谵妄等,恢复饮酒后上述症状迅速消失。

(3)酒精中毒性脑病:长年累月过量饮酒,会造成心脏、肝、胰腺、消化道等脏器的损害,特别是对中枢及周围神经系统的损害。表现为记忆力障碍、错构及虚构、定向力障碍、思维障碍及人格改变,患者的社会功能和生活自理能力逐渐减退或丧失。

(二)镇静催眠、抗焦虑药物所致精神障碍

镇静催眠、抗焦虑药物是临床治疗常用药物,在一定的治疗剂量和疗程内相对安全,但如果长期、大量服用,仍可出现不同程度的成瘾、戒断症状和中毒表现。

1. 镇静催眠药物依赖 主要引起人格改变和智能障碍。人格改变主要表现为丧失进取心,对家庭、社会失去责任感。智能障碍表现为患者创造能力和主动性降低,记忆力下降,注意力不集中,计算力和理解力均有损害。

2. 戒断综合征 轻者浑身难受、不适、心慌、眩晕等。重者出现全身肌肉抽搐、癫痫大发作、意识障碍、幻觉、兴奋、冲动等。

3. 过量中毒 一次大量服用巴比妥类药物,可出现意识障碍,伴有震颤、吐字不清、步态不稳等神经系统体征,严重者可昏迷、死亡。

(三)阿片类药物所致精神障碍

阿片类物质,包括鸦片、吗啡及其衍生物海洛因,人工合成的哌替啶,美沙酮和喷他佐辛,是目前最常见的具有高度成瘾性的物质,具有强烈的精神依赖、躯体依赖及耐受性。

1. **耐受性和依赖** 使用阿片类物质会使人产生快感、消除忧愁烦恼、身心感觉愉悦,但这种感觉持续时间不长,极易出现耐受性和依赖。吸毒者为维持效果必须不断提高药量,长此以往,可出现营养状况差、体重下降、食欲及性欲减退,以及震颤、步态不稳及腱反射亢进等。精神表现为情绪低落、易激惹,用药后则情绪高涨、思维活跃;成瘾者人格发生蜕变,自私、说谎、缺乏社会责任感。

2. **戒断综合征** 产生依赖后,只要减量,便会出现哈欠、流涕、寒战等表现,随后出现焦虑不安,身体不同部位疼痛、失眠、烦躁等,严重者出现幻觉、嗜睡、谵妄状态、瞳孔扩大、肌肉抽搐,患者痛苦呻吟,出现强烈的心理渴求,表现抱怨、恳求甚至攻击等不择手段的求吸毒行为。即使躯体戒断症状减轻后,精神依赖仍十分强烈。

3. **阿片类药物中毒** 轻度中毒表现为头痛、头晕、恶心、呕吐、欣快和兴奋,可有幻觉和定向力障碍,伴便秘、尿潴留等。重度中毒表现为典型的昏迷、针尖样瞳孔、呼吸抑制三联症。患者可有惊厥、牙关紧闭和角弓反张,叹息样呼吸或潮式呼吸并伴有急性肺水肿,严重者休克、瞳孔散大、呼吸麻痹而死亡。

(四)其他成瘾药物所致的精神障碍

近些年出现了一些新型毒品,对于身体的依赖性相对较小,而对精神上的影响需要较长时间才能看到,药效的发挥还要求有重金属音乐刺激,有些人对其危害不能正确认识,主要出现在娱乐场所,危害人群主要是青少年。

1. **冰毒** 对人体的中枢神经系统产生强烈的生理兴奋,大量消耗人的体力和降低免疫功能,严重损害心脏、大脑组织甚至导致死亡。成瘾者常有精神障碍、妄想、好斗。精神依赖性极强,毒性剧烈,为目前国际上危害最大的毒品之一。

2. **K粉** 具有很强的依赖性,一般人接触两三次即可上瘾,极度危险。服用后会产生意识与感觉的分离状态,导致神经中毒反应、幻觉和精神分裂症状,同时对记忆和思维能力都造成严重的损害。

3. **摇头丸** 具有兴奋和致幻作用,会使吸毒者认知混乱,超乎寻常的活跃,整夜狂舞,不知疲劳。同时,在幻觉作用下使人行为失控,引发集体淫乱、自残与攻击性行为,可诱发精神分裂症及急性心脑疾病。

二、治疗原则

1. **强制戒毒** 由于精神活性物质所致的精神障碍大都存在强烈渴求、依赖和成瘾等共同特征,一旦成瘾一般很难自动戒除,除烟草等低成瘾性物质可尝试自行戒除外,多数必须住院隔离或在专业的机构内,由医疗、公安、司法等部门协作,采取综合性措施治疗,治疗期间应杜绝一切成瘾物质的来源。

2. **采用个体化治疗方案和综合性治疗措施** 包括药物治疗、对症、支持、心理治疗、康复治疗等,以取得良好的治疗效果。

3. **抢救急性中毒** 初期要重视躯体症状的治疗,对于严重的中毒者,迅速抢救威胁生命的水、电解质、酸碱平衡紊乱,调节体温,纠正呼吸、循环衰竭,消除脑水肿等。

4. **进行生理脱毒**　彻底中止滥用毒品,治疗戒断症状,以期摆脱对毒品的依赖。依据患者的不同情况选用各种方法,尽量减轻治疗中的严重反应;不能立即停药者,缓慢撤药,一般掌握在1周内撤除;成瘾时间长、药量大者,暂时可采用替代疗法,即用成瘾性较弱的药物替代,如用美沙酮替代吗啡、海洛因,以后逐步撤除。

5. **摆脱心理依赖**　心理脱毒是一个漫长和艰难的过程,俗话说:一朝吸毒,十年戒毒,终生想毒。吸毒者大多意志薄弱,必须经常鼓励患者坚持治疗,帮助患者重建人格与行为模式,参加各种文体活动,转移对成瘾药物的注意力,力求维持长久疗效。

6. **家庭社会支持**　对患者出院后的巩固疗效十分关键,成瘾者出院后复吸的可能性很高,必须争取家庭和工作单位最大限度的支持和监督,彻底切断成瘾药物的来源,恢复健康的生活方式。

> **重点提示**
>
> 由于患者对于精神活性物质的强烈渴求,必须住院隔离进行戒断治疗。注重综合性治疗及个体化治疗,包括药物治疗、心理治疗、康复治疗等。加强对家属及相关人群的健康教育和指导,争取最大限度的社会支持来促进脱瘾者的康复。

第二节　护理程序的应用

一、护理评估与诊断

(一)护理评估

1. **健康史**　既往用药情况,有无过敏史,尤其是吸烟、饮酒及接触毒品史。
2. **躯体情况**　有无意识障碍,饮食、睡眠、排便情况,全身营养状态,检查生命体征、神经系统和主要脏器功能。
3. **精神情况**　评估平时及使用药物后,认知功能是否正常,有无幻觉和妄想,有无思维、记忆障碍,定向力、自知力是否存在,有无人格改变,有无药物戒断产生的紧张、焦虑、恐惧等情绪变化及强烈的觅药(或酒)行为。
4. **社会情况**　评估患者的主动与被动接触情况,有无抵触,合作程度,询问患者与家庭及同事的关系。评估患者的家庭经济状况,了解患者的受教育情况,能否正常工作等。

(二)护理诊断

1. **急性意识障碍**　与酒瘾、药瘾、个体严重中毒和极度兴奋有关。
2. **营养失调,低于机体需要量**　与药物及酒精依赖引起的食欲缺乏,进食减少有关。
3. **知识缺乏**　否认精神活性物质滥用所致的危险性,缺乏良好的社会支持系统。
4. **焦虑**　与需求未获满足,戒断症状,察觉到精神活性物质对自身的伤害有关。
5. **自我概念紊乱,低自尊**　与自我的发展迟缓,家庭社会支持不良,缺乏正向反馈,常感到失败有关。
6. **有暴力行为的危险**　与酒精或药物致戒断反应、幻觉、妄想、恶劣情绪有关。
7. **社交障碍**　与精神活性物质滥用所致依赖及社交退缩,与周围人疏远,低自尊有关。

二、护理目标与护理措施

(一) 护理目标

1. 患者生命体征保持稳定,没有发生并发症。
2. 患者的营养失调状况得到改善。
3. 患者能描述精神活性物质滥用对个体身心健康、家庭、社会的影响和危害。
4. 患者能说出焦虑的原因,会运用健康的调试机制来处理压力和危机。
5. 患者能认识并接受自己的成瘾问题,增强自信及自尊,认真执行戒除成瘾物质的计划。
6. 患者能有效控制自己的情绪和行为,不发生自伤、伤人和毁物行为。
7. 患者愿意主动与人沟通、交流,学会与他人建立良好的人际关系。

(二) 护理措施

1. **安全护理** 生理功能的危机处理是护理工作应优先考虑的内容,对过量使用药物导致的急性中毒应设专人进行护理,防止脱水、营养不良、感染及脏器衰竭;兴奋躁动者必要时给予保护性约束;意识不清者头偏向一侧,保持呼吸道通畅,做好大小便的护理。药物戒断的前3d往往是安全隐患的高发期,患者往往因难以忍受的戒断症状,可能出现拒不合作、设法寻觅药物、出走、自伤、自杀或伤害其他人等行为。必须在有安全保障的场所和专人照顾下进行,发现危险立即报告医师及时处理。

2. **生活护理** 根据患者具体情况提供营养丰富、易消化的食物,注意维持水、电解质平衡;根据天气变化及时增减衣物;制订合理的作息时间,保障充足的睡眠时间;注意观察病情,及时发现治疗中的不良反应;防范患者偷用成瘾药物;定期监测主要脏器的功能情况。

3. **心理护理** 帮助患者树立战胜疾病的信心,建立自尊;对治疗中遇到的痛苦和动摇、有放弃观念时,要多进行鼓励;病友之间交流戒除药瘾的经验,学会拒绝再次用药的诱惑;为患者提供丰富有趣的活动;取得家庭和社会的理解和支持。

4. **健康教育** 通过宣传教育和制订法规,在公共场所禁止吸烟;提倡文明饮酒,不酗酒;加强心理咨询和健康教育,减少生活事件和家庭及环境压力导致的药物滥用。

> **重点提示**
>
> 预防精神活性物质滥用是一个重要的社会公共卫生问题,青少年是使用精神活性物质的高危人群。学校在预防药物成瘾教育中起着重要的作用,要通过各种形式,宣传吸烟、酗酒及滥用药物产生的身体和心理危害,教育青少年珍爱生命,远离毒品。

三、护理评价

1. 患者的生命体征是否平稳,戒断症状是否缓解。
2. 能否控制不良情绪,积极主动配合戒除成瘾药、戒酒,情绪波动时能否避免使用药物。
3. 能否正常与人沟通,主动参与各种活动。
4. 能否完全控制自己的行为,抵制成瘾物质的诱惑,最终正常回归社会。

讨论与思考

1. **案例一** 患者,男,22岁,中专毕业。因从小父母就离异,缺少家庭的温暖,结交了一些不良少年,从18岁开始吸食海洛因。自述吸食后全身舒服,精神兴奋,有飘飘的感觉。一旦不吸就会出现烦躁、头晕、全身不适、流涕、情绪低落,以至无法正常工作和生活。于是采取各种手段获取药物,甚至去偷窃。自己无法自控,其母在劝说无效情况下,将其送入医院救治。入院时患者极度消瘦,呈恶病质状,四肢静脉因长期注射而呈现条索状,意识清醒,情绪烦躁,有强烈获取药物的欲望,未出现幻觉、妄想等症状。其他无异常。

(1)整理出该患者的护理评估资料,并给出护理诊断。
(2)制订出适合该患者的护理目标。
(3)针对该病例患者,护理人员应采取哪些护理措施?

2. **案例二** 患者,男,24岁,大专毕业。因觉得生活烦闷,经常到DISCO舞厅跳舞,去年2月份在舞厅,有个朋友给他一些小药片,服用后自觉非常过瘾,兴奋,跳舞干劲大,不知疲倦。之后,经常沉溺于舞厅服用此药片,在啤酒和劲舞(摇头)的作用下很快进入其"极乐世界"。6个月后,患者精神差,上班无精打采,注意力不集中,日渐消瘦,容易疲劳,心情很差,对家人发脾气,极度消极,觉得生活没有意义,有想死的念头。其家人将其送来住院治疗。

(1)使用摇头丸药可产生哪些精神症状?
(2)对该患者进行护理评估,并拟定护理目标。
(3)制定详细的护理措施。

(陈曙光 李 菁)

第 12 章

精神分裂症患者的护理

> **学习要点**
> 1. 精神分裂症的概念、病因
> 2. 精神分裂症临床常见表现及类型
> 3. 精神分裂症的治疗与预后
> 4. 精神分裂症的护理评估与诊断
> 5. 精神分裂症的护理目标、措施、评价

精神分裂症是一组病因未明的精神疾病,以基本的和特征性的思维和知觉歪曲、情感不恰当或迟钝为总体特点,以精神活动与周围环境不协调为特征,具有思维、情感、意志行为等多方面障碍。患者通常意识清晰,智能尚好,多起病于青壮年,常缓慢起病,病程多迁延,呈现反复加重或恶化,但部分患者可保持痊愈或基本痊愈状态。

精神分裂症的人群患病率达 1,精神分裂症的发病高峰年龄段集中在成年早期,男女无差异,男性一般常在 17-30 岁开始起病,女性在 20-40 岁开始起病。精神分裂症的病因、发病机制比较复杂,可能与遗传因素、神经生化异常、脑结构异常、躯体生物因素、心理社会因素有关。

> **重点提示**
>
> 精神分裂症患者病前性格表现为内向、孤僻、敏感多疑,沉溺于幻想,社会关系紧张。患者多是经济水平差或社会阶层低下的人群,由于社会生活环境差,生活动荡,职业无保障、失恋、升学受挫等负性心理社会应激,在遗传易患素质的基础上促使本病的发生。

第一节 临床特点

一、临床表现

精神分裂症临床表现十分复杂,不同类型、不同阶段的临床表现可能有很大的差异,根据疾病的发展过程,一般可以分为前驱期、活跃期、残留期。

（一）前驱期症状

精神分裂症前驱期症状多种多样，与起病类型有关。在明显的精神症状出现之前，患者所出现的一些非特异性的症状，常见的前驱期症状可以概括为以下几个方面。

1. 认知改变　患者注意力不集中，出现一些古怪或异常观念，学习与工作能力下降。
2. 对自我和外界的感知改变　患者往往相信日常处境具有专门针对自己的特殊的、通常为凶险的意义，因而表现为不可理解的语言、行为。
3. 情绪改变　患者情绪不稳，易出现不明原因的抑郁、焦虑、强迫等，易激惹。
4. 行为改变　患者社会活动退缩或兴趣丧失，变得敏感多疑，对人冷淡、躲避亲人。
5. 躯体改变　患者睡眠和食欲改变，有失眠、头痛、易疲劳，活动和动机下降。
6. 性格改变　患者原来稳定的人格特征发生变化，无目的漫游、生活懒散、不守纪律和不听劝告。性格反常、无故发脾气、敏感多疑，对人冷淡、躲避亲人并且怀有敌意。
7. 精神活动改变　精神活动迟钝，或沉湎于一些脱离现实的幻想、无故紧张、恐惧及强迫等表现。

> **重点提示**
>
> 精神分裂症的早期常表现为神经症样症状，由于患者此时在其他方面基本正常，特别是以阴性症状（情感平淡、言语贫乏、意志缺乏、无快感体验）为主的精神分裂患者，很容易对症状做出合理化解释，易误诊为"神经衰弱"，所以精神分裂症前驱期的这些表现是不为人所重视的。

（二）活跃期症状

1. 感知觉障碍　幻听、幻视、幻嗅、幻味、幻触在精神分裂症患者中均可出现，幻听是最常见的一种，可以为评论性（最具有诊断意义）、议论性、命令性幻听（最具有暴力危险）。患者的幻觉体验会给患者带来不同程度的影响，患者可能会做出不合常理的行为。

> **重点提示**
>
> 部分患者会出现感知综合障碍和人格解体症状，表现为自己的精神活动不属于自己，躯体某部位不存在，或变形、移位等。精神分裂症患者人格解体的特点是内容多变，不固定，内容交替出现。

2. 思维障碍

（1）思维联想障碍：患者在意识清晰情况下出现明显的思维松弛或破裂性思维，或言语不连贯。

（2）思维逻辑障碍：主要表现在逻辑推理、判断方面的障碍，丧失具体概念所规定的含义及不同概念之间的差别，违反逻辑和语法的规律，其概念让人无法理解。

（3）思维内容障碍：以妄想最常见，包括被害妄想、关系妄想、夸大妄想等。

（4）被动体验：正常人对自己精神和躯体活动有充分的自主性，即能自由支配自己的思维和运动，并在整个过程中，时刻体验到这种主观上的支配感。

> **重点提示**
>
> 妄想是精神分裂症最常见的精神症状之一,妄想的种类及出现是精神分裂症诊断的重要依据,临床上被害妄想、关系妄想、夸大妄想、嫉妒妄想、钟情妄想多见,且一个患者可能会出现多个妄想。

3. 情感障碍　情感淡漠、情感反应与思维内容及外界的刺激不相符是精神分裂症的重要特征。

(1) 情感淡漠:患者对周围的刺激缺乏相应的情感反应,对同事的关怀、同情,对亲人的体贴和对周围事物的情感反应变得冷淡迟钝。

(2) 情感倒错:患者的情感反应与环境不协调与思维内容不符合,如患者在谈到自己或者家人的不幸遭遇时满面笑容。

4. 意志行为障碍

(1) 意志活动减退或缺乏:患者生活无动力,对什么事情都缺乏兴趣,社会交往日益减少,缺乏主动性,行为变得孤僻、被动、退缩。严重者日常生活不能自理,无一点精神动力。

(2) 紧张综合征:包括紧张性木僵和紧张性兴奋两种状态,两者可交替出现,是诊断精神分裂紧张型的主要依据。紧张性木僵是患者在意识清楚的情况下患者少语、少动,严重时缄默不语、不动、不吃、不喝、不排大小便、对任何刺激均无反应。典型病例可呈"蜡样屈曲""空气枕头"。有的患者可出现一些突然的、无目的的冲动行为,即紧张性兴奋。

(3) 意向倒错:如吃一些不能吃的东西,无故伤害自己的身体。

5. 智能、定向与自知力　患者对时间、空间、人物一般能进行正确定向,意识是清晰的,患者的智能一般也没明显的障碍。患者对自己疾病的性质和严重程度缺乏自知,患者缺乏自知力是影响治疗依从性的重要原因。

> **重点提示**
>
> 精神分裂症的活跃期具有最典型、最突出的精神症状(幻觉、妄想、被动体验、思维形式障碍)。其中思维障碍是精神分裂症的特征性症状,可以通过患者的语言和文字反应出来。

(三) 残留期症状

1. 临床痊愈　经过治疗,部分患者可获临床痊愈,即不存在精神病性症状,亦可以残留类似神经症的症状。

2. 间歇发作　部分患者呈发作性,即在精神症状急剧出现一段时间后,间隔以缓解期,这时精神活动基本正常,或遗留少数病症。

3. 持续发作　病程不断发展,精神症状日益加重。部分患者随着病程进展,幻觉、妄想等阳性症状逐步消退,但精神衰退症状,如言语内容贫乏、情感淡漠、孤僻内向、意志缺乏、认知障碍明显,社会功能严重受损。

> **重点提示**
>
> 精神分裂症主要临床特点是"精神活动的分裂"。即精神活动与周围环境不协调,以及思维、情感和行为之间的不协调。其最基本的症状是认知功能中的思维障碍。患者通常意识清楚,智力尚好,自知力缺乏。

二、临床类型

1. 单纯型(simplex type) 此型较少见,约占精神分裂症的 2,多发生于青少年期,起病隐匿,进展缓慢、持续,以阴性症状为主,极少有幻觉妄想,病初似"神经衰弱"的症状。患者表现为逐渐加重的孤僻离群,行为被动退缩、生活懒散,对工作学习的兴趣减少,情感淡漠,对刺激缺乏相应反应,易疲乏、软弱无力、失眠。此型患者早期常不被诊断,治疗效果与预后差。

2. 青春型(hebephrenic type) 多发生于青春期或成年早期(15~25 岁)。该型起病急,病情进展快,以思维、情感和行为的不协调或解体为主要症状表现。具体表现为思维破裂有思维障碍,思维内容离奇荒谬,喜怒无常,表情做作,傻笑,行为幼稚,常扮鬼脸,兴奋冲动,可出现意向亢进或意向倒错(表现为吃脏东西)。此患者出现生动幻想,妄想内容荒谬,可有象征性思维。此型患者病情进展快,波动易复发,目前认为,此类患者只要及时系统治疗,预后效果较好。

3. 紧张型(catatonic type) 此型近年来有逐渐减少的趋势。大多起病在青中年,起病急,病情发展较快,主要表现为精神运动性紊乱,呈紧张性木僵与紧张兴奋交替出现;典型患者表现为紧张综合征。处于木僵状态的患者不语不动、不吃不喝、不排大小便等;处于兴奋状态患者突然冲动、毁物伤人,容易发生意外。此型可自行缓解,预后较其他类型好。

4. 偏执型(paranoid type) 此型是精神分裂症中最常见的类型,占精神分裂症 50 以上。发病年龄多在青壮年或中年,起病较缓慢。其临床特征表现为妄想和幻觉。病初多表现为敏感多疑,逐渐发展成妄想。妄想内容以被害妄想、关系妄想、影响妄想、钟情妄想多见。妄想内容荒谬,离奇,绝大多数患者可同时存在数种妄想,妄想和幻觉的内容多较抽象、脱离现实,而情感、行为则常受妄想和幻觉的支配,患者常有冲动、自伤、自杀等行为。偏执型病程发展较其他类型缓慢,人格变化较轻,精神衰退常不明显,因此,在发病相当长时间内,患者尚能维持日常工作。如果治疗彻底,可获得较满意的缓解。

5. 未分化型(undifferentiated type) 此类型患者符合精神分裂症的诊断标准,有明显的症状,但是此类症状不符合以上 4 种类型的任何 1 种的诊断标准。

6. 残留型(residual type) 此类型以前符合精神分裂症的症状标准,至少 2 年内一直未完全缓解,现在病情有所好转,但仍残留精神分裂症的阳性或阴性症状。

7. 精神分裂症后抑郁(post schizophrenia depression) 此类型是患者在精神分裂症病情好转但未痊愈时出现的症状,除精神分裂症症状外,同时或逐渐出现抑郁症状。

> **重点提示**
>
> 根据生物学和现象学相统一的观点,可将精神分裂症分为3个类型。Ⅰ型精神分裂症(以幻觉、妄想、行为冲动、情感不稳等阳性症状为主);Ⅱ型精神分裂症(以思维贫乏、情感淡漠、意志活动减退、社交隔离、反应迟钝等阴性症状为主);混合型精神分裂症(不符合Ⅰ型和Ⅱ型精神分裂症的标准或同时符合)。

三、治疗与预后

在精神分裂症的治疗中,关键的治疗是抗精神病药物的治疗。心理治疗和社会康复也是必不可少的。在精神疾病的急性阶段,应以药物治疗为主,在慢性阶段,用药物减轻精神症状的同时,加强心理康复也是十分重要的。

1. **抗精神分裂症药物治疗** 治疗应系统而规范,强调早期、足量、全程、单一、个体化用药的原则。选药应根据患者的临床类型及特点以及患者对药物的依从性、不良反应等情况而定,用药遵循小剂量开始,缓慢加量的规律。药物治疗的程序包括急性治疗期(至少6周)、巩固治疗期(3~6个月)、维持期(12个月以上)。如果患者是首次发作,在1年治疗期间无阳性症状及复发迹象,可试行停药;对于症状已满1年,有一次或多次发作,则应长期维持治疗。

2. **电休克治疗** 主要适用于紧张型患者。当精神分裂症患者出现兴奋躁动、伤人毁物或有自杀意图及木僵时,电休克治疗起到明显的改善作用。

3. **心理治疗** 是精神分裂症必不可少的治疗手段。患者经药物治疗症状得到控制、病情稳定以及慢性期患者,均应以心理治疗为主。心理治疗不但可以改善患者的精神症状,提高自知力,减少与预防复发;也可以改善家庭成员间的关系,促进患者与社会的接触,对提高患者的社会适应能力至关重要。

4. **康复治疗** 精神分裂症的治疗必须从医院延伸到社区,对临床痊愈的患者,应加强出院前组织各项康复治疗活动,如生活自理能力的训练,职业技能培养,人际沟通的技巧,文体活动的开展,为精神疾病患者营造一个良好的社会氛围,减轻患者的孤独感,促进患者康复。

> **重点提示**
>
> 在精神分裂症的治疗中,首选为精神药物治疗,当患者症状比较急或严重时可以用电休克治疗。当患者的症状得到控制时,病情稳定,心理治疗才能起到作用,支持性心理治疗及社会康复治疗,对改善患者的心境也具有重要意义,一般是在患者病情稳定后与药物治疗相结合,有利于患者康复。

第二节 护理程序的应用

一、护理评估与护理诊断

(一)护理评估

从护士接触患者开始,护士就必须努力去了解患者的需要,因为思维是内在的心理活动过程,所以评估需要从患者的行为,如对言谈内容、速度、组织、逻辑加以评估,另外,患者身体、社会关系、生活压力事件等亦是评估的重点。

1. 评估主观与客观资料

(1)病史的评估:询问患者近亲三代以内是否存在精神疾病家族史;既往有否精神分裂症发作,首次患病的时间、类型、治疗过程、预后等;有无复发以及复发的经过。

(2)躯体功能的评估:通过护理体检,评估患者意识状态,生命体征,睡眠、营养状态,排泄状态及生活自理能力情况,是否有生活懒散、疲乏的表现。

(3)心理状况的评估:①了解其对住院的态度,是否主动住院,治疗依从性如何;②患者的认知活动,评估患者目前的精神状况,有无幻觉,尤其是命令性幻听及幻听出现的时间、频率、内容,患者对幻听内容的感受如何,反应如何;③患者的思维,如果患者存在妄想,要评估妄想的种类、内容、性质、出现时间、涉及范围是否固定,有无泛化的可能性,对患者行为的影响;④患者情感活动,患者情感活动与环境是否协调,有无情感高涨、情感淡漠、情感倒错,是否存在抑郁情绪,有无自杀的想法;⑤患者意志行为活动,有无意志、行为的异常,意志行为是否受幻觉、妄想的影响。

(4)社会功能的评估:包括患者的生活自理能力、角色功能、人际交往能力、现实检验能力、工作学习环境、社会支持系统。

2. 相关因素评估 病人对本身所患疾病的自知力、压力源及对压力的应对方式;对病人的一般情况、个性特征、社会文化背景,以及家属、朋友、同事对疾病的认识程度及支持程度进行全面评估。

> **重点提示**
>
> 在对精神分裂症患者进行评估时,要关心、了解患者的需求;重视患者、朋友、同事提供的资料;对心理状况、社会功能的评估,除通过交谈获取资料外,还可以借助于一些心理、社会功能评估量表来测定。

(二)护理诊断

1. 语言沟通障碍 与思维过程紊乱、思维联想障碍、思维逻辑障碍、思维内容障碍(妄想)等有关。
2. 身体形象障碍 与认知、感知障碍有关。
3. 睡眠形态紊乱 与心理压力、幻觉、妄想、环境不适应有关。
4. 有暴力行为的危险,对自己或他人 与幻觉、妄想、突然发作紧张性兴奋有关。
5. 躯体活动障碍 与意识及行为障碍有关。

6. 营养失调，低于机体需要量　与幻觉、妄想影响而拒食；与紧张性木僵摄入量不足有关。

7. 自我照顾能力缺失　与个人应对能力失调有关。

8. 社会功能障碍　与精神症状有关。

二、护理目标与护理措施

(一)护理目标

1. 患者能用可以理解的语言或非语言方式与他人交流，与医护人员、社会成员建立良好的人际关系。

2. 患者幻觉得到较好的控制，并能识别自己与环境的关系。

3. 患者睡眠得到改善，逐渐养成良好的睡眠习惯。

4. 患者学会控制自己的不良情绪，用恰当的方式发泄自己的愤怒，住院期间未发生伤人、毁物的行为。

5. 患者木僵期间，生命体征稳定，生活自理能力下降或缺失时保持清洁，无并发症发生。

6. 患者能合理进食，维持充足必需的营养摄入。

(二)护理措施

1. 基础护理

(1)生活护理：①做好晨、晚间护理；②帮助患者做好日常的个人卫生；③保持床单的清洁、整齐、干燥，注意更换患者的卧位，防止压疮的发生；④根据天气变化，及时为患者增减衣物、被褥，防止受凉；⑤加强体育运动，增强体质，预防患者继发感染；⑥认真检查皮肤状况，发现破损及时处理；⑦意志行为障碍的患者，采取督导、协助的方法，保证日常洗脸、刷牙、更衣等生活护理规律进行。

(2)饮食护理：①根据患者疾病的特点，为患者安排合理饮食种类，给予易消化、营养丰富的饮食；②对于木僵的患者，由于夜深人静时恢复肢体活动、自行进食，可将饭菜放在床旁，保持环境安静，避开患者的视线下，观察其进食情况；③对拒食者耐心劝说，消除患者不良的情绪，可示范进食，必要时给予鼻饲饮食，保证营养的供给；④对吞咽障碍不能进食的患者，可鼻饲饮食或静脉补充营养；⑤暴饮暴食的患者要限制食量，对异食者防止进食异物；⑥有自罪妄想的患者常捡拾剩饭或拒食，用以"赎罪"，护士可劝喂进食或将饭菜搅拌在一起，让其误认为是剩菜，收到诱导进食的效果；⑦防止个别患者用餐具自伤或伤人。

(3)大、小便的护理：①保持大、小便通畅，有尿潴留患者及时给予导尿，保持导尿管通畅，加强导尿管的护理，防止泌尿系统感染；对便秘者，应增加粗纤维食物，多饮水，配合腹部按摩，必要时用缓泻药，以促进排便。②对认知障碍的患者，定时督促排便，养成规律的排便习惯。③对卧床不起的患者，若在床上排便应保持床上物品清洁。

(4)睡眠护理：创造良好的睡眠环境，保证8h的睡眠时间。

2. 安全护理

(1)加强护士的职业责任感：做到重点患者心中有数，了解病情变化特点，定时巡视，清点患者的人数，确保患者安全。

(2)提供良好的病房环境：严格执行病区安全管理与检查制度，避免患者使用危险物品，严防危险品带入病房。将冲动或易激惹的患者分开活动与居住。自杀、自伤患者应避免单独居住。对有外出危险的患者注意服务态度,加强门窗、钥匙的安全管理。

(3)采取措施防止发生意外:对冲动患者由专人监护,防止摔伤、坠床,必要时可加以约束。对有敌意的患者,要密切观察防止自杀、自伤及暴力行为。对抑郁患者,应将患者置于护理人员易于观察的安全环境中,避免独处或单独活动,严防患者消极自杀。鼓励患者参加工娱活动,减少病态行为,促进患者康复。

3. 症状的护理

(1)思维过程紊乱的护理:①建立良好的护患关系。只有与患者建立良好的护患关系,运用沟通技巧,从关心患者的生活入手,主动询问患者的起居,经常与其交谈,态度诚恳耐心,使患者感到温暖。②妄想的护理。详细了解妄想对患者的影响,对被害妄想的患者,认为食物有毒不敢进餐时,尽量安排自助就餐或由其他护士或患者先吃一口,再让患者进食。③耐心细致观察病情。注意观察患者的言语、表情、动作及非语言行为是否受到幻觉、妄想支配,及时处理异常情况,防止发生意外。④指导患者学习减少或者终止妄想的技巧。出现妄想时可唱歌、吹口哨、听音乐或与人进行交谈。

重点提示

妄想是精神分裂症最常见的思维改变,在妄想内容的影响下,患者出现自杀、自伤、拒食、拒药。因此,根据妄想内容,有针对性的护理是十分必要的。

(2)知觉改变的护理:①理解患者产生幻觉的语言和行为。了解幻觉发生的时间、频率、内容、规律性,判断严重程度,采取积极的预防和保护性措施。并根据患者对幻觉所持的态度合理安排病室。②否定幻觉的存在。若患者谈及幻觉的内容时,护理人员应认真倾听,给予同情和安慰,稳定患者的情绪。护士可以用温和的语气安慰患者:"我相信你听到这些声音,看到这些奇怪的现象,但我没有听到,也没有看到。"使患者感受到理解、关心和信任。③鼓励患者参加集体活动。通过增加与他人交流的方法,以改善患者的人际关系和提高独立能力,帮助患者减少幻觉,增加现实感。当幻觉突然发生时,可立即做一些患者感兴趣的事情,如听音乐、读书、下棋、简单的手工劳动等分散注意力或寻求医护人员的帮助。

(3)睡眠形态紊乱的护理:①拟定合理的作息时间表。适当增加患者白天活动量,以减少白天卧床时间,保证夜间充足的睡眠。②创造良好的睡眠环境。保持室内空气流通,温、湿度适宜,周围环境安静,室内光线柔和。护理活动多安排在白天进行。③保持患者情绪稳定。加强患者的心理疏导,减轻焦虑,睡前不要从事兴奋性活动,常听柔和的轻音乐,养成规律的睡眠习惯,睡前喝一杯热牛奶,可促进睡眠。④必要时可使用药物辅助睡眠。对严重失眠可给予一定量镇静催眠药物辅助睡眠,用药后注意患者睡眠的改善情况,做好记录和交班。

(4)躯体活动障碍的护理:①关心照顾患者,细心观察病情变化;②做好生活护理,满足患者的生理需要,维持水、电解质平衡;③出现蜡样屈曲症状的患者,在完成治疗护理后及时将患者的肢体放于功能位。

> **重点提示**
>
> 木僵患者长期卧床不动,易导致肢体局部长期受压而出现压疮,机体缺乏锻炼出现肌肉萎缩,因此,应定时按摩肢体、关节,防止压疮和肌肉萎缩。同时,要防止突然转为兴奋冲动而出现伤人行为。

4. **药物治疗护理** 为达到预期的治疗效果,护士应严格执行操作规程。对有藏药行为的患者做到发药到手,服药后检查患者口腔,确保药物服下;对拒绝服药的患者,尤其是恢复了自知力的患者,应耐心解释不配合治疗的后果,使患者树立信心,配合治疗。用药后密切观察治疗效果和不良反应,如患者出现锥体外系反应、心血管反应、皮肤过敏、精神方面的症状等,应与医师及时取得联系,给予对症处理。

5. **心理护理** 配合医师做好支持性心理治疗和领悟治疗,鼓励其说出对疾病和有关症状的认识及感受,与患者建立良好的护患关系。倾听时应对每一诉说做适当限制,不要与患者辩论,仅在一些必要的时候对患者体验提出合理解释,提供准确适当的信息,并注意其反应。在护理时学会运用一些简单心理学原理对患者做有效护理,同时争取家人、亲戚、朋友的支持。

6. **康复护理** 可根据病情指导患者参加各种工娱治疗、行为矫正治疗、音乐治疗等。在此过程中要鼓励患者多与其他人进行交流,从而增强患者的治疗信心。康复期的患者主要以技能训练为主,为回归社会打下基础,可安排患者参加职业技能训练、社交技能训练、家居技能训练等。

7. **健康教育** 教会患者和家属有关治疗分裂症的基本知识,使其明白按医嘱治疗对预防疾病复发、恶化的重要意义。教会患者和家属应对各种危机(如自杀、自伤、冲动、出走)的方法,争取亲友、家庭和社会的支持。根据病情安排探视,以帮助患者适应家庭、社会生活。

三、护 理 评 价

1. 患者与护士之间能有效沟通,自知力部分或全部恢复。
2. 患者幻觉症状是否有效缓解,有无冲动或暴力行为发生。
3. 患者能积极配合治疗,并能说明所使用药物的名称、用法以及可能出现的不良反应。
4. 患者睡眠质量有所提高,不良的生活习惯有所改善。
5. 木僵患者生活自理能力和社会功能是否有所改善,无并发症发生。
6. 患者是否自行进食,营养及代谢是否发生紊乱。

讨论与思考

1. **案例一** 患者,男,29岁,生性内向腼腆,胆小。4年来,屡次要求父母介绍对象。前后见过17位姑娘。最初约会时,患者很注重自己的仪表,并事先买好不少小吃,之后患者只穿工作服会客,见面时低头看地,不发一言。同时工作能力逐渐下降,最后病休在家。入院检查时患者多低头呆坐,对大多数问话无反应,偶尔以点头、摇头表达意见。在病房内多独处一隅,基本不与他人交往。

(1)试述精神分裂症的概念及活跃期的临床表现。
(2)试述精神分裂症的临床常见类型,本案例患者属于哪一类型?

（3）说出该患者护理诊断和护理措施的内容。

2. 案例二　患者,女,40岁,大专,汉族,工人,已婚。因失眠、行为紊乱6年,加重15d就诊。患者于6年前由于离婚逐渐出现精神异常,主要表现为失眠、疑心,别人说话认为是在议论她,说别人看不起她,走在马路上感觉周围人都对她有意见。说有人在自己的饭菜里下毒。经常面对墙壁自言自语,有时听见外边有声音,认为是别人开始说她坏话。认为自己想的事情,不说别人也知道。心情差,经常发脾气,感到痛苦想自杀。

（1）评估该患者的主观资料并作出护理诊断。
（2）为该患者制定护理目标和护理措施。

（石　猛　罗新红）

第13章

心境障碍患者的护理

学习要点
1. 心境障碍的概念
2. 心境障碍的临床表现及治疗原则
3. 心境障碍患者护理程序的应用

第一节 概 述

一、概 念

心境障碍又称情感性精神障碍,是以显著而持久的心境或情感改变为主要特征的一组疾病,临床上主要表现为情感高涨或者情感低落,伴有相应的思维和行为的改变,部分可有精神病性症状,如幻觉、妄想。大部分患者有反复发作的倾向,间歇期精神状态基本正常。

心境障碍首次发病年龄多在16～30岁,15岁以前和60岁以后发病者均少见。心境障碍发病与应激性事件有关,特别是首次发作的抑郁症与负性生活事件关系较为密切,如丧偶、离婚、意外灾难、重大经济损失等。但并非所有的负性生活事件都能引起心境障碍,还需从遗传、生物因素、个性、所处环境等因素综合作用来全面考虑,可急性或亚急性起病。

二、临 床 表 现

(一) 躁狂发作

躁狂发作大多数为急性或亚急性起病,好发季节为春末夏初,平均病程3个月。主要表现为情感高涨、思维奔逸、活动增多,故称"三高症状"。

1. 情感高涨 患者主观体验特别愉快,自我感觉良好,整日兴高采烈,喜气洋洋,感到生活绚丽多彩,自己无比快乐和幸福。其情感反应生动鲜明,与内心体验和周围环境协调一致,具有一定的感染力,往往能引起周围人的共鸣。有些患者以易激惹为主,情绪骤起骤落,变化莫测,如为某种小事而发怒,怒不可遏,伤人毁物,但往往片刻即逝,转怒为喜或赔礼道歉。个别患者也可出现短暂的情感抑郁或焦虑。

2. 思维奔逸　患者的思维联想速度明显加快,思维内容丰富多变,概念一个接一个地产生,有时会感到语言跟不上思维的速度。表现为口若悬河,滔滔不绝,手舞足蹈,常因说话过多而口干舌燥,声音嘶哑,即便如此也要说个不停。虽然患者联想速度加快,反应敏捷,但讲话内容较肤浅,凌乱而毫无意义。注意力不集中,表现为思维活动常受周围环境变化的影响致使话题突然改变(随境转移)。因新概念不断涌现和想象力极为丰富,患者可出现音韵联想和词意联想。

> **重点提示**
>
> 躁狂症患者可发生思维内容障碍,在情感高涨时可伴随出现幻觉或妄想,幻觉以幻听为主,内容多是称赞;妄想多是夸大妄想、关系妄想、被害妄想等。夸大妄想常涉及健康、容貌、能力、地位和财富等,内容多与现实接近。有时在夸大妄想的基础上出现关系妄想和被害妄想,但一般持续时间不长。

3. 活动增多　患者自感浑身有使不完的劲,精力异常旺盛,活动明显增多,整日里忙个不停,但做事往往虎头蛇尾,到头来一事无成。对自己的行为缺乏正确判断,随心所欲,表现为好管闲事,爱打抱不平;挥霍无度,十分慷慨,随意给人赠送礼物;好打扮,但并不得体;行为轻浮且好接近异性。病情严重时自控能力下降,可出现冲动、伤人毁物等行为。虽然患者活动明显增多,但精力依然充沛,毫无疲倦之感。

4. 其他表现　患者很少有躯体不适的主诉,常表现为面色红润、双目炯炯有神、心率加快。患者可出现暴食或贪食,但由于持久兴奋,活动增多,体力消耗过多,患者体重多有减轻。睡眠需求减少,入睡困难,每日只睡眠2~3h。患者常浓妆艳抹,尤喜色彩鲜明的服饰,性欲增强,自知力丧失。严重的躁狂症患者可伴有明显的意识障碍、思维不连贯、错觉及幻觉等症状,称为谵妄性躁狂。

(二) 抑郁发作

抑郁发作大多数为急性或亚急性起病,好发季节为秋冬,平均病程6个月。主要表现为情感低落、思维迟缓、活动减少,故称"三低症状"。

1. 情感低落　患者从轻度心情不佳、闷闷不乐,少言寡语到整个精神活动充满悲观和绝望。这种低落的情绪不为环境的改变而改变,反复出现无助、无望、无价值、自责、自罪之感。表现为自我评价低,自感一切不如人,"变成了废物"连累家庭和社会;终日里忧心忡忡、无精打采,对任何事都提不起兴趣,自述"高兴不起来,活着没意思",度日如年、悲观绝望。患者有时也可表现出无缘无故的心烦意乱、焦虑不安及紧张恐惧等。典型抑郁发作1日内情绪波动的规律是晨重暮轻。

2. 思维迟缓　患者思维联想速度减慢,反应迟钝,思考问题困难。表现为语量减少,语速缓慢,音量低沉,回答问题拖延迟缓。自觉"脑子不转了""好像是生了锈的机器",注意力难以集中,记忆力减退,工作和学习效率下降。随着抑郁症状加重,患者的自责、内疚观念加重,成为妄想,常见为自责自罪妄想,也可有贫穷妄想、疑病妄想。

3. 活动减少　患者意志活动呈显著抑制。表现为主动性活动明显减少,生活被动,兴趣减退,回避社交场合,疏远亲友,愿意独处;疲乏无力,做事力不从心,甚至个人卫生都懒于料理。严重者可表现为不语、不食、不动,称为抑郁性木僵状态。伴有焦虑情绪的患者,可有坐立不安、搓手顿足等症状。在情感持续低落的情况下,患者可出现自杀行为以求解脱。

> **重点提示**
>
> 抑郁发作时患者可出现意志增强的过程,最危险的病理性意志增强活动是反复出现自杀企图和行为。据统计显示,约25%有抑郁发作病史的患者曾企图自杀。少数患者常常不暴露自己的痛苦体验,甚至强颜欢笑以逃避医护人员或家属的注意,其自杀计划与行为极为隐蔽。临床上称为"微笑性抑郁"。

4. 其他表现　患者常有躯体不适的主诉,躯体不适可涉及各脏器。主要有食欲减退、体重减轻、肠胃不适、便秘、心悸、胸闷、憋气、出汗、睡眠障碍、疼痛、性功能低下等。患者常常为此症状到综合性医院反复就诊。抑郁症患者中80有不同程度的睡眠障碍,以失眠为主要表现,早醒也是抑郁患者最具特征性、最难忍受的症状,还可出现入睡困难、睡眠不深等症状。

(三) 双相心境障碍

双相心境障碍指反复(至少2次)出现心境和活动水平紊乱的发作,有时表现为心境高涨、精力旺盛和活动增加的躁狂或轻躁狂症状,有时表现为心境低落、精力降低和活动减少的抑郁症状,发作间歇期症状基本缓解。混合性发作指在疾病发作中,躁狂和抑郁症状同时存在,临床上较为少见。

(四) 环性心境障碍

环性心境障碍指情感高涨与低落反复交替出现,但不符合躁狂或抑郁发作症状标准,社会功能受损较轻。而且符合症状标准和严重标准至少已2年,在这2年中,一般心境相对正常的间歇期可长达数月,其主要特征是持续性心境不稳定。环性心境障碍的心境波动与生活应激无明显关系,与患者的人格特征有密切关系,过去有人称为"环性人格"。

(五) 恶劣心境障碍

恶劣心境障碍是指以持久的心境低落状态为主的轻抑郁。社会功能受损较轻,一般具有自知力,主动求治。符合症状标准和严重标准至少已2年,在这2年中,很少有持续2个月的心境正常间歇期。恶劣心境障碍的心境与生活事件和性格都有较大关系,也有人称为"神经症性抑郁",且焦虑情绪是常伴随的症状,也可有强迫症状出现。

> **重点提示**
>
> 环性心境障碍的心境波动与生活事件无明显关系,与患者的人格特征有密切关系,被称为"环性人格";而恶劣心境障碍抑郁发作与生活事件和性格都有较大关系,被称为"神经症性抑郁",且焦虑情绪是常伴随的症状,也可出现强迫症状。

三、治 疗 原 则

(一) 躁狂发作的治疗

1. 药物治疗

(1) 碳酸锂:是治疗躁狂发作的首选药,总有效率为80%以上。由于碳酸锂的治疗量与中毒剂量比较接近，在治疗期间除密切观察病情变化和治疗反应外，应对血锂浓度进行监测，以防锂盐中毒。

（2）抗癫药：此类药物以卡马西平为代表，临床亦广泛应用于躁狂发作、双相心境障碍维持治疗及碳酸锂治疗无效的患者。该药也可与碳酸锂联用，剂量应适当减小。

（3）抗精神病药：氟哌啶醇、氯丙嗪、氯氮平、奥氮平、利培酮等能较快地控制躁狂发作时的兴奋冲动行为及精神病性的症状，如幻觉、妄想。有效治疗剂量应视病情严重程度及药物不良反应而定。

2. 电抽搐治疗　对重度躁狂发作或对锂盐治疗无效的患者有一定治疗效果。作用机制与药物相同，即纠正中枢神经递质的代谢异常。一般隔日1次，1个疗程4~12次。在有严密监护措施的情况下可单独应用或合并药物治疗，若合并药物治疗，应减少给药剂量。

（二）抑郁发作的治疗

1. 抗抑郁药

（1）三环类抗抑郁药物：丙米嗪、阿米替林和多塞平是临床上常用的三环类抗抑郁药物。主要用于抑郁症的急性期和维持治疗，此类药物有抗胆碱能和心血管不良反应。临床用药应从小剂量开始，逐渐增加，病情稳定者缓慢减少药量，通常用原治疗剂量的1/2维持巩固疗效。

（2）四环类抗抑郁药物：马普替林抗抑郁作用与三环类抗抑郁药相当，亦有明显的镇静及抗焦虑效应。且比三环类抗抑郁药抗胆碱能和心血管不良反应要轻。

（3）单胺氧化酶抑制药（MAOI）：如苯乙肼、异丙肼等曾用于难治性抑郁的治疗，但因不良反应明显目前已极少使用。近年来，合成的新型单胺氧化酶抑制药尚处于临床试用阶段。

（4）选择性5-HT再摄取抑制药（SSRI）：是新一代抗抑郁药，目前已在临床应用的有氟西汀、帕罗西汀、舍曲林、氟伏沙明、西酞普兰。SSRI对抑郁症的疗效与丙米嗪或阿米替林的疗效相当，而不良反应则显著少于三环类抗抑郁药，患者耐受性好，且使用方便和安全。起效时间需要2~3周。

> **重点提示**
>
> 建议药物维持治疗时间4~6个月，若为两次以上发作，症状严重或有明显家族史的患者，主张维持治疗至少3~5年，甚至终身服药。

2. 电抽搐治疗　对严重抑郁伴有强烈自杀观念和企图的患者，以及木僵拒食，抗抑郁药物治疗无效的患者，都有很好的疗效。1个疗程6~12次，每周3~4次。电抽搐治疗后仍需药物维持治疗，应适当减少用药剂量。

3. 心理治疗　可以贯穿于整个治疗的过程。多采用认知疗法、行为疗法、支持疗法，指导患者多注意自己的长处、优点，增强患者的正向思维；学会克制不必要的想法，合理思考问题；学会正确认识和对待所患疾病的性质，调动其主观能动性以配合治疗；纠正患者的不良个性，提高患者的人际交往及社会适应能力。

> **重点提示**
>
> 影响心境障碍患者预后的主要因素有遗传因素、药物和社会环境3个方面。一般来说心境障碍预后良好,不论躁狂发作还是抑郁发作均可通过治疗得到有效控制,而且多次发作也不导致精神衰退。但会有少数患者迁延不愈或频繁地反复发作以致无正常期。抑郁症患者可因自杀行为导致死亡,而躁狂症患者可因鲁莽行为引发意外。

第二节 护理程序的应用

一、躁狂患者的护理

(一)躁狂患者的护理评估

1. 生理过程 评估患者的营养状况,有无营养失调;睡眠状况,有无失眠;患者的大小便情况;有无躯体外伤、性欲亢进、个人卫生、衣着是否整洁等。

2. 心理过程 从患者的认知、情绪和行为三方面进行评估。根据患者是否存在随境转移、注意力不集中等评估其认知水平;根据患者有无易激惹、兴奋、情感高涨、夸大、自负等评估其情绪状态;根据患者是否爱管闲事、好打抱不平、做事虎头蛇尾,评估其动作行为。

3. 社会功能 评估患者病前的人格特征、经济状况、婚姻状况、社会支持系统、社会交往能力,面对压力和挫折的应对方式及效果;近期有无重大生活事件的发生;对住院治疗的合作态度;家庭成员对患者的态度、关心程度和照顾方式。

> **重点提示**
>
> 对心境障碍患者健康史的护理评估也很重要。评估患者是否有家族史,生长发育情况,发病前后学习、工作、生活状况,此次发病的时间、表现、诱因等,发病对学习工作的影响程度、就医经历、用药情况等。既往精神障碍病史、症状表现、诊治经过、治疗效果等。

(二)躁狂患者的护理诊断

1. 营养失调,低于机体需要量 与活动增多、体能消耗快、摄入不足有关。
2. 睡眠形态紊乱 与持久兴奋、对睡眠无要求及交感神经亢进有关。
3. 思维过程紊乱 与思维形式和思维内容障碍有关。
4. 有暴力行为的危险,对自己或他人 与情绪不稳定、易激惹、缺乏自控能力有关。
5. 社交障碍 与思维过程改变,如自恋、自我为中心、操控他人行为等有关。

(三)躁狂患者的护理目标

1. 患者营养供给均衡,减少过度活动及体力消耗,体重恢复正常。
2. 患者在不依赖药物的作用下,恢复正常睡眠。
3. 患者能认识和分析自己的病态行为,坚持服药,配合治疗和护理。
4. 患者学会控制和宣泄情绪,不发生伤人、毁物事件。

5. 患者能建立良好的人际关系。

(四)躁狂患者的护理措施

1. 安全和安静的病房环境　病室应安静、整洁、温度适宜,避免拥挤及强光刺激;陈设简单,物品的颜色以淡雅为主,可对患者起到镇静作用。门窗、门锁有损坏应及时修理。活动亢进和激动不安的患者,护士应多陪伴,凡是有患者活动的场所都应有护士看护。

2. 保障营养、保证睡眠和维持个人卫生　为患者定时定量提供高能量、高营养、易消化的食物,补充维生素和矿物质,维持水、电解质的平衡。指导患者睡前不宜进行长时间的谈话,避免喝浓茶、咖啡等,最大限度地保证睡眠时间和质量。督促患者讲究个人卫生,帮助建立良好的卫生习惯。

3. 建立良好的人际关系　指导患者学习和锻炼社交技巧,及时给予鼓励和肯定,有利于增强患者的自信;安排和鼓励患者积极参加适宜的集体活动,既能释放过盛的精力,又能体验到被人接纳的认同感,有助于社会功能的恢复。

4. 帮助患者建立合理的认知　对患者过激的行为不作评判,但也不轻易迁就。对于患者的要求,应分析其合理性,给予适当的限制和满足。逐步教会患者正确的思考问题和表达情感,重建新的正确认知。

5. 协助患者维持用药　首先,护理人员应在病情允许的情况下告知患者遵医嘱服药的重要性,在用药的过程中,密切观察患者的合作性及用药后的反应,如有异常及时通知医师。其次,护理人员要了解患者无法持续用药的困难,针对个体进行帮助分析并设法解决。最后,对容易忘记服药的患者,则必须与其共同商量将吃药与日常活动配合在一起的方法,避免遗忘。

> **重点提示**
>
> 预防患者暴力行为的发生。护理人员需及时了解患者既往发生暴力行为的诱因,设法消除或减轻其影响;密切观察患者的病情和行为;引导患者参与他喜爱的活动,并给予支持和鼓励;当患者的行为无法自控时,应采取保护性约束的方式暂行控制,必要时遵医嘱给予药物治疗。接触患者过程中,护理人员态度和蔼,不用刺激性的语言,对其打抱不平行为必须婉言谢绝,可以适时转移其注意力。

(五)躁狂患者的护理评价

1. 患者营养摄入与机体消耗能否达到平衡,体重在正常范围。
2. 患者睡眠是否改善,能否在上床30min内入睡或者在没有药物的作用下睡眠6~8h。
3. 患者能否认识和分析自己的病态行为,坚持服药,配合治疗和护理。
4. 患者的情绪反应是否得到改善,是否能控制自己的行为。
5. 患者能否建立良好的人际关系。

二、抑郁患者的护理

(一)护理评估

1. 生理过程　评估患者有无睡眠紊乱状况,失眠或早醒;有无食欲缺乏,营养失调情况;患者的大小便情况;有无衰弱、疲劳、躯体外伤、性欲减退等。

2. 心理过程　从患者的认知、情绪和行为三方面着手进行评估。根据患者是否存在认知扭曲、过分注意自己、忽视外界环境等评估其认知水平。根据患者有无抑郁、焦虑、自责自罪、对任何事物丧失兴趣、性欲减退等评估其情绪状态；根据患者是否走路和其他动作变得十分缓慢，甚至不语不动，达到木僵程度，同时患者是否有消极念头及自杀行为评估其动作行为。

3. 社会功能　评估患者的家族史、教育背景、社会参与及支持系统以及病前性格等。重点评估近期有无重大的负性生活事件的发生，面对负性事件的应对方式及效果，患者是否认为自己的生命没有存在价值，觉得活着毫无意义或出现自伤行为。

(二) 护理诊断

1. 营养失调，低于机体需要量　与食欲缺乏、卧床不动摄入不足有关。
2. 睡眠形态紊乱　与严重抑郁情绪有关。
3. 思维过程紊乱　与思维联想受抑制有关。
4. 有自伤、自杀的危险　与自责、自罪感有关。
5. 社交障碍　与精力和兴趣感丧失有关。

> **重点提示**
>
> 抑郁患者的应对无效与无力解决问题和使用不恰当心理防卫机制有关。长期自尊低下与无助、无望、无价值感有关。

(三) 护理目标

1. 患者营养供给均衡，体重恢复正常。
2. 患者在不依赖药物的作用下，恢复正常睡眠。
3. 患者能认识和分析自己的病态行为，能以言语表述出对于自我过去的成就和对未来的展望，都持正向积极的观点。
4. 患者在住院期间学会用适当的方式排解消极情绪，不发生自杀行为。
5. 患者能主动并恰当地与病友和工作人员交往。

(四) 护理措施

1. 预防患者自杀行为的发生　提供良好的病房环境，室内光线明亮、色彩明快，整洁舒适，能调动患者积极良好的情绪，焕发对生活的热爱。对有自杀企图的患者，护理人员应做到心中有数，活动范围不离开护理人员的视线；做好危险品的管理和重点交接班；及时发现自杀先兆，如书写遗书，将物品送与他人等，适时帮助其分析，认识精神状态，鼓励患者出现自杀意图时立即向护理人员寻求帮助。抑郁症患者多早醒，早晨为一天中最悲观抑郁的时候，意外事件的发生此时最高，护理人员要特别注意防范。

2. 维持营养　患者因自罪、自责、食欲缺乏而拒食。护理人员应了解患者拒食的原因，选择患者平时喜欢吃的食物，让患者从事一些为别人服务的活动，促进患者接受食物。选择集体进餐、少量多餐等形式，必要时也可通过喂食、鼻饲、静脉输液等措施补充营养。

3. 保证睡眠　培养患者自行按时睡眠的习惯，教会应对睡眠形态紊乱的方法。白天多鼓励患者参加工娱活动，晚上睡前饮热牛奶、热水泡足、不会客、不谈病情，以保证睡眠时间和睡眠质量。护理人员要加强巡视，对睡眠形态紊乱严重的患者可遵医嘱服用镇静催眠药物，帮助睡眠。

> **重点提示**
>
> 自杀行为是抑郁患者最严重、最危险的症状。患者往往事先计划周密,行动隐蔽,甚至伪装病情有所好转,以逃避医务人员和家属的注意,并不惜采取各种手段与途径,以达到自杀的目的。因此,在夜间、凌晨、午睡、交接班及节假日等病房人员较少的情况下,护理人员要格外注意防范。

4. **建立良好卫生习惯** 抑郁患者常无力料理自己的日常生活,不注重自己的衣着、外表及个人卫生。护理人员应帮助患者制订和安排每日生活卫生作息表,鼓励患者独立完成个人卫生料理,逐步建立起良好的卫生习惯。

5. **培养新的应对技巧** 为患者创造人际交往的机会,帮助患者改善以往消极被动的交往方式,逐步消除患者对他人的依赖心理,建立独立处理事件的能力;鼓励患者诚实地表达自己的感受,包括愤怒,必要时给患者发泄愤怒的机会。鼓励患者多参与治疗性小组活动,培养患者独立人格。

6. **纠正患者负性思维活动** 抑郁患者常对自己或事情习惯性的负性思维,通常患者不自知。首先,护理人员应该协助患者确认这些负性的观念,并用积极的观念加以取代。其次,可以帮助患者回顾自己的优点、过去所取得的成就来增加正向的观念。鼓励患者抒发自己的想法,通过这些活动逐渐引导患者注意外界,利用治疗性的沟通技巧,协助患者改变不良的认知。也可与患者签订口头或书面的协议,让患者承诺不伤害自己,以纠正患者在负性思维活动的影响下,产生的极端行为。

> **重点提示**
>
> 尽可能安排同一位护士护理躁狂患者,以其耐心、友善的态度取得患者的信任,建立起良好的护患关系。运用有效地沟通技巧,以饱满的精神感染患者,帮助患者改善消极被动的交往方式,正确认识自我、评估自身存在的价值,增强正性认知与自信。

7. **确保患者安全用药** 指导患者和家属了解疾病的症状、性质,告知患者遵医嘱服药的重要性。在用药的过程中,密切观察患者的合作性及用药后的反应,如有异常及时通知医师,严防患者藏药、吐药。对于不能坚持服药的患者,应与其一同寻找原因和解决的办法。

(五)护理评价

1. 患者营养摄入与机体消耗能否达到平衡,体重在正常范围。
2. 患者睡眠是否改善,能否在上床30min内入睡或者在没有药物的作用下睡眠6~8h。
3. 患者是否能够寻求精神支持,分析、解决问题的能力是否增加。
4. 患者住院期间有无自杀行为。
5. 患者能否建立良好的人际关系。
6. 患者能否控制自己的情绪,表达自我满足,对自我作出正确评价。

讨论与思考

1. **案例一** 患者,男,26岁。因2个月来兴奋异常,挥霍无度而就诊住院。患者近2个月来,情绪异常愉悦,整天兴高采烈,自我感觉良好,热衷于逛街购物。信口开河,妙语连珠,滔滔不绝。自诉脑子特别好用,考虑问题不用想,说话不用考虑,出口成章,记忆力也好。进入病房后,蹦蹦跳跳,欢歌笑语,手舞足蹈,诙谐幽默,精力旺盛,忙忙碌碌,毫无睡意。对医师、护士及病友热情非凡。

(1) 上述病例中有哪些精神症状?
(2) 本病例可能的护理诊断是什么?
(3) 针对护理诊断制定相应的护理计划。

2. **案例二** 患者,女,中学教师,36岁。半年前,患者在一次观摩教学中表现不太理想,随后逐渐出现自责、自我评价低、兴趣减少;睡眠差,表现为早醒;情绪低落,整天愁眉苦脸,双眉紧锁,感觉自己已无力胜任讲课,学生也不喜欢自己的课了;敏感,觉得周围一些人在讲自己笨了,逐渐回避社交,觉得在同事面前抬不起头来;食欲差,明显消瘦5kg;有消极想死的念头。在家人的督促下来医院就诊。

(1) 比较躁狂症与抑郁症临床表现特点。
(2) 本病例护理诊断是什么?
(3) 针对护理诊断,应采取哪些主要的护理措施?

(罗新红 高 珩)

第14章

精神障碍患者的社区与家庭护理

> **学习要点**
> 1. 社区精神卫生服务的工作范围、任务及要求
> 2. 精神障碍患者社区康复护理的目标和措施
> 3. 精神障碍患者家庭护理的原则、目标和措施

第一节 社区精神卫生服务

一、社区精神卫生服务概况

社区精神卫生服务是应用社会精神病学的理论、研究方法和临床医学、预防医学等医疗技术,促进社区范围内人群的心理健康,帮助提高个体承受应激和适应社会的能力,从而减少心理和行为问题的发生,促进社区内全体人群的心理健康。

社区精神卫生服务的对象有广义与狭义之分。广义对象是指社区全体居民,包括目前心理状态正常者,为全体居民开展全方位的服务,需要政府及其各部门与全社会的共同参与;狭义对象是指社区中的精神障碍患者,由卫生部门承担主要任务,同时也需要其他部门的协同和配合,我国目前现阶段的社区服务对象仍以后者为主。

我国社区精神卫生工作,近年来日益受到各级政府的关心、支持和各界人士的关注,取得了显著进展。国内已形成城乡社区精神卫生服务模式,社区精神卫生工作已初见成效,但各地发展仍不平衡,社区精神卫生服务模式尚待巩固与推广。大力推广社区康复,成为初级卫生保健的工作内容之一。各级精神卫生机构应设社区服务科,区县精神卫生机构应以社区工作为重点,建立健全三级防治网,大力开展工疗站(组)、看护组和家庭病床等服务形式,逐步实现精神病患者社区的划区管理。对致残率较高的精神分裂症、精神发育迟滞和老年痴呆,要作为主要服务对象,开展社会心理康复,特殊教育与职业培训。全国精神病防治康复工作继续推广至全国,将有力促进我国社区精神卫生学的发展,从而形成具有中国特色的社区精神卫生服务模式。

社区精神卫生服务是以社区为工作单位,以社区居民为服务对象,根据社区群体的特点,应用精神医学、心理学、社会学等多方面知识,为社区居民提供人性化、多元化的心理卫生服务。为全体社区居民创造有利于心理健康的良好环境,构建起和谐的人际关系,提高群体的精神卫生水平。

二、社区精神卫生服务的工作范围和任务

随着社会不断地进步与发展,家庭结构和人口结构发生改变,生活事件和心理压力不断增多,要求精神卫生服务的工作范围必须从对精神病的防治扩大到预防和减少心理卫生和行为问题的发生。

(一)精神疾病的防治

1. 一级预防　为病因学预防,是指预防危险因素。一级预防的服务对象主要是精神及心理健康人群。

(1)增进精神健康的保健工作:重视精神健康、保持情绪稳定的重要意义,把预防、保健、诊疗、护理、康复、健康教育融为社区医护工作的一体。目的在于提高服务对象自我精神健康的保健意识,开展社会、心理及环境精神卫生工作,注意保持科学的生活方式等。

(2)积极开展防治工作:开展疾病监测、减少因心理因素导致的疾病,消除精神障碍,减少吸毒、传染病等导致精神疾病的危险因素,提高个体及家庭成员的适应能力,保护高危人群。

(3)健康教育及心理咨询:大力开展心理卫生健康教育,培养个体的适应能力,加强各年龄阶段人群的精神卫生指导;开展各年龄阶段的精神卫生、心理咨询工作,如家庭咨询、青春期心理咨询、婚姻咨询、就业咨询等。

2. 二级预防　为临床前期预防,即早发现、早诊断、早治疗发病期的患者。二级预防的服务对象包括精神健康危害发生前期的患者,需紧急照顾的急性期和危重患者,防止疾病的进一步发展。

(1)定期对社区居民进行精神健康调查,早期发现精神障碍患者。

(2)确认引起精神健康的危险因素和相关因素。

(3)指导有精神障碍的人群及时就诊,明确诊断,接受治疗。要定期进行家庭随访,提供咨询及相应的医护干预。指导患者坚持治疗、合理用药,教会家庭成员观察病情、预防暴力行为和意外事件发生的方法。

(4)缩短患者住院时间,通过给予及时的治疗护理,使服务对象早日返回家庭及社区。

3. 三级预防　为临床预防,即精神危害发生后期的危机干预、特殊治疗、防止残疾。三级预防的服务对象为需要康复和长期照顾患者,帮助患者最大限度地恢复社会功能,指导患者正确对待所患的疾病,使患者减轻痛苦,提高患者生活质量。

(1)防止疾病反复:指导慢性病患者或老年患者坚持治疗,督促患者按时按量服药,给患者心理上的支持,帮助患者创造良好的治疗、生活环境。使患者情绪稳定,配合疾病的治疗和康复。

(2)防止病残:在提供医疗和护理服务的过程中尽可能防止、延缓或减少病残的发生,使患者最大限度地恢复心理和社会功能,预防疾病复发,采取有力措施减少后遗症及合并症的发生。

(3)做好康复医护工作:如建立各种工娱治疗站、作业站、娱乐站,对患者进行各种康复训

练,同时进行健康教育、精神康复、疾病咨询等,使患者早日恢复家庭生活和回归社会。

(4)指导家庭护理:指导并协助家庭成员改善出院患者的生活环境,制订生活计划,努力解决患者的心理健康问题。

(5)做好管理工作:帮助患者享受社会生活,预防疾病复发,减轻医院及家庭负担。同时结合工作中所获得的信息,分析社区服务对象的精神健康问题,制定出比较完善的社区医疗、护理、管理内容及相关制度。包括康复之家、患者公寓、寄养家庭、环境布置、设施装备、患者医疗护理文书管理等。

(二)健康教育

健康教育是为社区居民提供健康服务的重要内容之一,是普及社区居民对健康和疾病的知识,帮助社区居民学会疾病的家庭预防、观察和护理。因此,应该利用一切简单、可行有效的形式,如电视、报纸、宣传册、互联网、墙报等,有目的、有计划地对社区居民普及精神卫生知识,防治和减少精神病的发生,能正确对待精神疾病和精神疾病患者。

(三)科学研究

社区精神卫生服务工作内容丰富,范围广泛,涉及多学科知识。这就要求社区精神服务工作者在日常工作中注意积累资料,探索社区工作的新思路、新方法,不断推动社区精神卫生服务的发展,提高服务质量和效果。

(四)培养基层工作人员

社区精神卫生服务工作者有责任、有义务为本社区精神卫生服务的顺利延续培养后备人才,可以以老带新,也可以开设各种形式的培训课程,以保证工作的连续性。

三、社区精神卫生服务的要求

1. 政策支持　国务院 2006 年发布《发展城市社区卫生服务的指导意见》,提出了推进社区卫生服务体系建设的具体指导方法。即在省、市和地区政府的领导与支持下,由所属卫生行政、公安和民政部门的负责人组成多部门的协作领导小组,全面负责和统筹安排本地区的精神卫生保健工作。

2. 资源支持　护理服务中可以利用的社区资源,如社区经济资源、文化资源、机构资源和人力资源等。社区丰富的资源要合理运用,它对社区医护人员维护社区人群心理、精神健康有着十分重要的意义。

3. 组织管理　在社区精神卫生护理服务中,应有一套完整的组织管理制度,做到有章可循、制度与流程健全,才能保证社区护理工作人员为社区居民提供优质的精神卫生服务。

4. 程序规范　无论是开展多种形式心理健康教育,调查分析社区心理,精神健康状况及对脆弱人群的预防保健,还是建立和保存健康档案、定期的家庭访视和护理、协助处理突发事件等,都要求系统合理的安排社区精神卫生服务工作程序。

5. 共同参与　社区精神卫生服务需要全社会的共同参与和社区的行政、福利、教育、卫生、厂矿等部门多方合作。如与各级院校合作,普查社区内学生的心理卫生状况,与企事业单位合作,普查和筛选精神障碍患者。

6. 持续高效　社区精神卫生服务工作具有长期性、连续性的特点。随着社会竞争的加剧,各种心理应激因素急剧增加,精神卫生问题日益突出,更需要提供持续的、高质量的服务。如少年儿童的行为问题、中青年的心理卫生问题、老年期精神障碍、酒精与毒麻药品滥用以及自杀等问题明显增多,对预防和治疗心理、精神障碍,促进精神疾病和精神残疾的康复提出了较高要求。

社区精神卫生服务工作要以人为本,尊重社区人群的生命、权利和尊严;尊重社区人群的信仰、价值观和风俗习惯;尊重社区人群的基本需要和愿望。保护服务对象的隐私,谨慎地使用护理对象的资料;执行护理工作时应确保护理对象的安全。

> **重点提示**
>
> 社区精神卫生服务工作的要求,对社区精神卫生服务的开展是一种促进和规范,社区精神卫生服务工作者必须熟悉具体要求,以要求为标准来指导自己的日常工作。

第二节 精神障碍患者的社区康复护理

精神障碍患者的社区康复护理是社区精神卫生服务的一部分,是运用精神病学、护理学和行为科学的理论、技术和方法,在社区内开展精神疾病的康复护理,促进人群心理健康,提高个体的社会适应能力,维持社区的和谐与安宁。

精神障碍患者的社区康复护理是以社区为单位,以精神病学的理论、技术为支持,运用社区康复护理的方法,为精神障碍患者提供护理,最大限度地使其适应社会的心理功能恢复。

一、精神障碍患者的社区康复

社区康复是以社区为基础的康复,启用和开发社区的资源,将残疾人及其家庭和社区视为一个整体,对残疾的康复和预防所采取的一切措施。社区精神障碍康复是社区卫生工作的重点之一,要对本社区精神障碍患者提供终身服务。因此,社区精神卫生服务工作要做到个性化、整体化、长期化。

1. 为社区普通人群提供心理咨询,普及精神卫生知识 社区卫生机构可以通过两个途径为社区普通人群提供心理咨询,普及精神卫生知识。

(1)在对社区居民进行健康体检的过程中,有针对性地进行心理活动的评估,尤其是对于重点人群,如孕产期妇女的情绪状态,老年人的记忆、智力活动等,以便早期发现产后抑郁症、老年痴呆等。

(2)通过举办科普讲座、开展咨询活动、发放科普宣传读物、制作宣传展板等形式,向社区居民普及精神卫生知识,促进其提高精神健康水平。

2. 开展精神疾病的调查,建立疾病档案 对社区精神疾病患者进行线索调查,是开展社区精神卫生服务的首要任务,也是动态掌握社区精神疾病变化的第一手资料。社区卫生服务机构每年都应组织精神科医师对社区的精神障碍患者进行年度的检查。如果社区的精神障碍患者因病情复发或加重,住院治疗,出院后其住院治疗有关资料应被及时转入社区,以便社区卫生服务中心继续进行社区康复治疗。同时要建立一套完整的连续的疾病档案资料。社区卫生服务机构要维护患者的隐私权,对社区精神障碍患者的疾病资料进行妥善保管。

3. 定期随访,对重性精神障碍的患者进行管理 治疗精神障碍,尤其是以精神分裂症为主的重性精神障碍,由于疾病自身的特点,患者多不承认有病,不主动治疗,特别是在疾病的严重期。因此,需要对社区的精神障碍患者给予更多的关怀和看护。社区卫生服务机构的医护人员,每个月至少一次主动对建档立卡的社区精神障碍患者进行家庭随访,通过随访与患者及其家属保持密切联系,并取得患者的信任和配合。随访内容包括患者的服药情况、病情稳定情况等,并指导家属开展家庭护理。由此提高社区精神障碍患者的服药率,动态掌握患者的病情变化。

4. 开展社区康复治疗,促使早日回归社会　社区康复治疗的内容包括心理康复指导、家庭护理指导、劳动技能训练、工娱治疗和职业康复等。社区康复治疗的目的是减轻精神残疾的程度,促使患者早日回归社会。中国残联制定的"十一五"发展规范要求,加强精神病康复机构建设,统筹规划,每县(市、区)都将扶持建立一所示范性精神病康复机构。社区卫生服务机构将在残联的配合下开展"社会化、综合性、开放式"精神疾病康复工作。

职业技能康复的目标包括有自我处置症状的能力,以减轻功能缺陷;能灵活自如地处置与群众接触所遇到的问题,能和健康人一样生活和工作;能参加工作中的竞争而获得自己的职业;经济上能独立等。

5. 维护患者合法权益,争取社会支持　以精神分裂症为主的重性精神疾病多在青壮年发病,病程迁延,多呈慢性,致残率较高,主要危害劳动力人口,极易造成家庭贫困。开展社区精神卫生服务,可以利用社区卫生服务机构掌握的情况,配合民政、残联、劳动等部门积极维护社区精神疾病患者的合法权益,争取适当的社会支持和政府救助。

二、精神障碍患者的社区康复护理

开展精神障碍患者社区康复护理有利于动员社会一切力量,更多更全面地为患者提供护理服务;能及时处理应激事件,防止或减少精神疾病的发生;使精神障碍患者获得出院后的连续医疗和照护;有利于患者尽早回归社会;还可提高社会人群对精神障碍的认识程度和增加就业率。

(一) 精神障碍患者社区康复护理的原则

1. 综合性原则　精神障碍患者的社区康复护理是一项综合性工作。包括对本社区精神障碍患者的预防保健、治疗护理、康复服务以及家庭访视。

2. 多层次、连续性、整体化护理服务　精神障碍患者的社区康复护理工作应为社区内不同的精神障碍患者提供有针对性的服务。根据其心理状况提供不同层次的护理服务,并为其提供咨询、预防、治疗、康复等不同阶段的连续性服务,是适应现代医学模式的整体化护理服务。

3. 多方面协作　由于社区护理工作是一项复杂的综合性工作,需要多方面的共同参与才能完成。包括社区精神卫生服务人员,社区其他工作人员,社区内的全体居民以及各级卫生部门等,各部门、各系统应全力合作,及时沟通,妥善协调。

4. 全民共同参与　精神障碍患者的社区康复护理,不仅需要社区精神卫生服务人员的认真负责、互相协作,更需要社区内全体居民的主动学习、积极参与,才能使每一位社区居民正确认识精神障碍疾病,理解精神障碍患者及其家庭,也为维护自身的心理健康采取健康积极的生活方式。

(二)精神障碍患者社区康复护理的程序

1. 护理评估 评估的对象包括患者本身、家庭及社区环境。

(1)患者的评估:包括身体状况、心理社会功能、精神病症、求医过程、基本生活技能、文化背景、职业功能、学习能力、应对能力及由于精神障碍带来的角色改变后的适应情况等。

(2)家庭的评估:评估家属与患者的互动方式和家庭的负担。包括家庭结构、家庭整体功能、家庭情绪氛围、社会支持系统、家庭成员对精神障碍的观念和态度,生理、心理、社会方面的压力源、经济状况等。

(3)社区的评估:包括本社区的人口学资料、经济水平、科技发展水平、政府对精神卫生的重视情况,社区内的文化背景,社区内现有精神卫生资源的运作情况,社区内居民对患者的接纳程度,目前社区内精神卫生护理的基础。

2. 护理诊断 包括个体、家庭及社区互动中的潜能及问题。常见的护理问题有:

(1)社区应对无效:与社区资源有限、社会支持系统不足有关。

(2)社区执行治疗方案无效:与精神卫生知识缺乏、社区资源有限有关。

(3)有增强社区应对的趋势:与社区资源发展有关。

3. 护理目标

(1)社区内精神障碍疾病的发生得到预防和控制,患者能得到及时的治疗、护理、用药及康复指导。

(2)社区内精神障碍患者的生活自理能力逐步恢复,劳动能力提高,逐步适应社会生活,生活质量提高。

(3)精神障碍患者发生残疾的时间推后,程度比预期降低。

4. 护理措施

(1)普查社区内精神障碍患者的基本情况:包括精神障碍患者的一般资料、残疾史、康复需求、家庭支持及在社区中分布情况,并进行汇总分析,确定个体和整体的康复护理计划。

(2)指导和实施各种康复训练:为了延缓精神障碍患者的人格衰退、促进健康恢复,必须对其进行康复训练。如生活自理能力训练、社会交往技能训练、学习行为训练、职业技能训练、工娱活动训练等。有效的康复训练可以为患者提供所需的支持,提高其社会与家庭的适应能力,改善生活质量。

(3)给予精神障碍患者良好的心理支持:主要通过心理咨询和心理治疗实施,要求实施者经过正规训练,坦诚、有耐心、有良好的理解沟通能力,尊重患者。要不断鼓励患者,肯定其每一点进步,使其树立信心,改善心理环境。

(4)开展家庭康复:通过患者及其家庭情况评估,与家属一同制定和实施康复计划。帮助家属认识患者目前存在的问题,并确定解决问题的方法,传授相关的疾病知识,在家庭中为患者康复创造条件。

(5)精神障碍患者的用药指导:用药指导是精神障碍患者社区康复护理中的一个关键问题。针对不同患者采取不同方法,如对无自知力者,可找患者最信任或最有权威性的人来劝说;对恢复期患者,需不断对其加强坚持服药重要性的认识,为避免患者发生藏药、扔药现象,应看着患者把药服下,方可离开。此外,需注意观察用药的反应,适时调整服药剂量,使药效明显的同时,不良反应又降到最低限度。

在康复护理中,应注意给予因智能障碍而致残的患者进行一定的教育和训练,使其智力有一定程度的提高,偏低的心理潜力得以最大限度地发挥。还要注意实施早期性、连续性和终身性的康复护理以及渐进性、全面性、综合性的康复护理。

> **重点提示**
>
> 康复训练是帮助精神障碍患者提高生活自理能力,改善社会适应,尽快回归社会和家庭的重要措施之一,因此,社区卫生服务人员应掌握各种康复训练的方法,指导患者进行康复训练。

5. 护理评价

(1) 社区内精神障碍疾病的复发率降低,发病间隔延长。

(2) 精神疾病患者社会适应能力提高,能回归家庭和社会。

(3) 精神障碍患者及家属掌握了减轻疾病危害的方法,患者的残疾程度比预期降低。

第三节 精神障碍患者的家庭护理

家庭护理是以家庭为单位所实施的护理过程,其宗旨是借助家庭内沟通与互动方式的改变,协助患者对其生存空间有更好的调适。家庭是精神障碍患者最重要的支持系统,也是精神障碍患者活动最多的地方,稳定和睦的家庭环境是精神障碍患者康复的基础。通过有效的家庭护理有利于患者精神状态的改善。

一、家庭治疗及护理的原则

(一) 精神障碍患者家庭治疗的原则

1. 护理人员要与患者及家庭照料者保持密切联系,并建立起良好的护患关系,定期家访和护理,观测患者病情变化,解答并帮助解决患者的问题。特别应注意缓解家庭成员的心理压力。

2. 对家属随时进行指导,可以通过电话、家访的方式进行。

3. 定期评估家庭治疗的效果,通过反馈信息与患者及家属一起制定或修改治疗康复计划,使之更适合患者的需要。

4. 督促治疗康复计划的实施。

5. 进行针对患者及其家属的健康教育,可以用个别讲解、集体授课、宣传材料等方式传播有关精神障碍的防治知识。

(二) 精神障碍患者家庭护理的原则

1. 针对性原则　每一个精神障碍患者的个性不同,家庭状况、文化背景、生活习惯等方面都不相同,因此,对不同的患者所采取的家庭护理方法也不同。

2. 指导性原则　家庭照顾好的患者病情恢复快,复发率低,社会适应能力和自理能力都相对要强;但作为精神障碍患者的家庭成员,他们往往缺乏家庭护理的专业知识,因此,需要医护人员给予专业的指导和帮助。

3. 协调性原则　精神障碍患者的家庭护理是一个长期的过程,需要家庭成员的共同参与、协调配合。要根据患者及家庭的特点,制定出有利于患者早日康复的家庭护理计划。

4. 中立性原则　作为护理人员对于精神障碍患者的家庭生活及成员之间的矛盾,应保持中立;并在工作中保持人格中立、经济中立及人际关系中立。

5. 能动性原则　调动家庭成员的主观能动性,由家属参与,针对家庭的特定需要,制定精神障碍患者的家庭护理计划,充分发挥家庭的潜力。

6. 慎重性原则　考虑到精神障碍患者是否希望家庭成员参与治疗和护理,护士要根据患者对家庭成员的依赖、信任、接受程度,在是否邀请家属参与、邀请哪些家庭成员参与护理工作上进行慎重考虑。

二、家庭护理措施

(一)护理评估

1. 患者评估

(1)一般情况:人口学资料、文化背景、工作经历、家庭角色、与家庭成员的关系、健康史等。

(2)身体状况:生命体征、饮食、睡眠状况、活动、排泄情况、意识状况、躯体功能状况、服药情况等。

(3)心理状况:有无感知觉、思维、情感、意志和行为、认知能力、自知力等方面的障碍。

(4)社会功能:生活自理能力、环境适应能力、学习、工作的能力,自我控制与自我保护能力,社交活动情况,有无人际交往障碍,是否合群,有无社会退缩行为等。

2. 家庭评估

(1)家庭结构是否完整,每一个成员在家庭中的位置、角色、承担的责任与权利,家庭系统的运转规则及价值观等。

(2)家庭功能是否健全,能否为患者提供生理、心理、社会方面的基本需要。

(3)家庭的社会支持系统。

(4)家庭环境:家庭的情感氛围与经济状况,家庭的文化背景和知识水平,家庭成员对患者的看法,家庭的沟通方式,家庭的凝聚力,家庭的灵活性,是否存在或有潜在的家庭矛盾、危机等。

(5)家庭成员的精神健康水平。

(二)护理诊断

1. 应对无效与应对技术不足　与社会支持系统不足,知识缺乏有关。

2. 家庭执行治疗方案无效　与家庭成员精神卫生知识缺乏、社区卫生资源有限有关。

3. 社交孤立　与社会偏见、社会价值不被接受有关。

4. 有增强家庭应对的趋势　与获得新应对技巧、社会支持有关。

(三)护理目标

1. 家庭成员及患者能积极参与家庭护理计划的制定,并能得到专业的指导,应对精神障碍患者的能力提高。

2. 家庭成员及患者本人能坚持、正确的执行治疗方案。

3. 患者的自理能力提高,社会适应能力增强,能与家人、朋友相处融洽,逐渐回归社会。

4. 家庭成员逐渐掌握照顾精神障碍患者的技术和方法,能处理新出现的问题,应对突发情况或新问题的能力提高。

(四)护理措施

1. 一般护理

(1)日常生活能力训练:是恢复生活能力的最好方法。在训练中必须有人照顾并指导患者自我照顾;使患者了解家属对他的期望,克服生活上的懒散;根据患者的具体情况安排一些有益身心健康的活动,如饮食起居、做广播操、听音乐、看电视、简单的家务劳动等,增强生活情趣,培养生活能力。同时家属应肯定患者的成绩,及时给予鼓励,使患者相信自己的能力,树立自信心。

日常生活能力训练应遵循患者参与和自理的模式,由家属协同患者制定治疗及康复计划,培养患者的兴趣,让患者讲出自己的价值观、经验、想法、目标,鼓励患者积极参与康复过程的每一阶段。

(2)个人卫生护理:帮助患者制定合理的生活制度,尽量由患者自己料理生活,家属可给予督促检查。督促患者自己整理被褥、床铺和打扫屋内卫生。培养其良好洗漱习惯,早晨洗脸、刷牙,饭前便后洗手,梳理头发,睡前洗脚。经常保持衣着整洁,督促其每周洗澡,更换衣服、床单,督促其经常修剪头发及指甲。

(3)饮食护理:对慢性精神患者的饮食护理原则是保证患者有足够的营养摄入。暴饮暴食者应控制其进食量,定量供给食品,督促患者细嚼慢咽。对拒绝进食者应积极督促患者进食,对进食困难者可给予鼻饲。兴奋躁动的患者应诱导患者在安静时单独进食。老年患者应在家属照料下进食。

(4)睡眠护理:家属应帮助患者了解睡眠的生理功能和意义。教育和督促患者逐渐养成良好睡眠习惯,并为其营造安静的睡眠环境。帮助患者制定合理的作息时间表,午休控制在2h内,其他时间不要过多卧床。白天为患者安排一些活动,如看书、读报、家务劳动、外出购物等;晚上按时服药,睡前不要做剧烈的活动,看电视不能太晚,保证每天有8~9h或以上的睡眠时间。对睡眠障碍的患者,应按医嘱使用适量催眠药物,避免患者在睡前服用兴奋性药物、刺激性饮料以及进行可能促进神经兴奋的交谈或剧烈活动等。家属应密切观察和记录患者的睡眠情况和失眠的症状,以及对催眠药物或抗精神病药物有无不良反应的产生,如皮疹、头晕、窒息等,发现异常情况及时送患者去医院就诊。

> **重点提示**
>
> 日常生活护理是帮助患者尽快适应日常生活,提高生活自理能力的重要措施,社区服务人员应与家庭成员一起根据患者病情制定切实可行的家庭护理计划,帮助家庭成员实施日常护理的同时,促进患者自我照顾能力的提高,使患者尽快回归家庭。

2. 心理护理 是家庭康复护理中的重要方面。患者生活在家庭中,与亲人朝夕相处,密切接触,家属便于对患者的情感、行为进行细致的观察,患者的思想活动也易于向家属暴露。家属应掌握一些心理护理的方法,随时对患者进行疏导和帮助,启发患者对病态的认识,及时帮助他们从矛盾意向中解脱出来。

由于社会上普遍存在对精神障碍患者的歧视和偏见,给患者造成很大的精神压力,常表现为抑郁、悲哀、自卑等,性格也变得暴躁。对此,家属应给予患者更多的爱心和理解,满足其心理需求,尽力消除患者的悲观情绪。

3. 人际关系训练

（1）家属应与患者建立良好的关系，家属情绪与患者适应有关，如当患者遭遇家属拒绝时会有罪恶感，认为别人对他是失望的，可以导致患者的焦虑加重，降低自尊，阻碍患者的好转。家庭内环境的稳定是保证所有家庭成员精神健康成长的重要条件。因此，家属在对患者进行训练的过程中应保持耐心细致的态度，多以鼓励支持为主，不能丧失信心。

（2）根据患者实际情况，设立合适的目标，明确生活目的，鼓励患者参加适当的社会活动，如加入老年之家，社区青年协会等，帮助患者恢复以往的兴趣和爱好，使其逐渐树立自我价值观念，并在活动中获得快乐和价值感，提高人际交往和社会适应能力。

4. 职业技能训练

（1）工作能力训练：首先应确认患者的个体能力、技巧和兴趣及病前的工作情况，并针对个体需要给予训练和有效的指导。家属应协助患者重新建立、发展有效解决问题的能力，但在做法上不能过急，要采取逐步和量力而行的原则。

（2）学习技能训练：首先应训练患者掌握时间，即要有时间概念，如按时起床，按时上课或工作等。其次，训练患者在学习时要有耐心，而且要多实践，积极参与讨论，培养自信。在训练过程中，家属不能操之过急，期望值不宜过高，对患者的每一点进步都要给予肯定和表扬。

5. 预防复发　精神障碍患者出院后需要长时间服用抗精神病药物来维持治疗，这是巩固疗效、防止复发的重要措施。家属一定要督促并检查患者按医嘱服药，防止随意增减药量或擅自停药而导致复发。帮助患者保持情绪稳定，保证足够的睡眠时间，避免暴饮暴食，忌烟酒。注意随时观察病情，早期发现复发先兆，早期治疗。

家属要带患者定期复查，有意外情况及时与患者主管医师联系。在康复过程中注意引导患者接受适当社会性刺激，如让患者适当劳动，参加一些文娱活动，接受一定的医学知识教育等，对于预防疾病复发也有很大作用。

（五）护理评价

1. 家庭应对精神障碍性疾病有效。
2. 家庭成员及患者执行治疗方案有效。
3. 患者能被家庭成员及社会接受。
4. 家庭成员能正确、熟练地照顾和护理精神疾病患者，能应对照顾和护理过程中的新问题和突发情况。

讨论与思考

1. 案例一　患者，男，30岁。患精神分裂症3年，主要症状是幻听和关系妄想，生活疏懒，社会职业功能逐渐衰退，服用抗精神病药物后症状缓解。6个月前患者自行停止服药，1周前患者突然出现言语、活动减少，不能主动进食，大小便不能自理，家属将其送入院进一步治疗。入院时患者表现不语、不动、不食，面无表情，将其摆成什么姿势都可以保持很久不变，对言语或疼痛刺激无反应，全身肌张力增高，各种腱反射正常，无病理性反射。

（1）简述该患者的康复护理目标。

（2）对该患者的康复护理措施有哪些？

2. 案例二　患者，女，60岁。主诉因怀疑他人加害自己10余年，加重伴意识模糊1周入院。患者10余年前无明显诱因叙述所在小区某某在背地里害自己，家人未予重视，故未及时诊治。之后患者不断述说有更多的人来害自己。曾于当地精神病院诊治,给予利培酮等抗精神病药物对症治疗,症状时有波动。1周前家人发现患者不省人事,大小便失禁,急送医院诊治,3h后意识转清,患者痛苦述说:"那些坏人在很远的地方,他们用超声波加害我,并用极卑鄙的手段侵犯我的身体"。头颅CT、心电图及血压均正常。

(1)精神障碍患者家庭护理的原则有哪些?

(2)试述对该精神障碍患者的家庭护理措施。

(高 珩 石 猛)

实验指导

实验一　气质类型问卷调查分析

【实验目的】

1. 通过实验,学会气质问卷调查的方法。
2. 了解自己的气质类型,把握他人的人格特点,提高对自我和他人的认识。

【实验准备】

1. 材料　气质问卷调查表(附录A)。
2. 护生　按护士标准着装,保持平和心态。
3. 场所　可以选择心理实验室或者教室进行,要求环境安静。

【实验内容与方法】

1. 各自阅题、答卷、计算　本气质问卷测验共有60个问题,根据自己的实际行为表现如实回答并实事求是的填写:符合自己情况的,记2分;比较符合的,记1分;介于符合与不符合之间的,记0分;比较不符合的,记-1分;完全不符合的,记-2分。把每题得分按气质类型计分表分类的题号相加,并计算各栏的总分,就能帮助你确定自己的气质类型。

气质类型计分表

胆汁质	题号	2	6	9	14	17	21	27	31	36	38	42	48	50	54	58	总分
	得分																
多血质	题号	4	8	11	16	19	23	25	29	34	40	44	46	52	56	60	总分
	得分																
黏液质	题号	1	7	10	13	18	22	26	30	33	39	43	45	49	55	57	总分
	得分																
抑郁质	题号	3	5	12	15	20	24	28	32	35	37	41	47	51	53	59	总分
	得分																
结果																	

2. 结果评价

(1) 如果某一类气质得分明显高出其他3种,且均高出4分以上,则可定为该类气质;如果该型气质得分超过20分,则为典型该类气质;该型得分在10~20分,则为一般该类气质。

(2) 两种气质类型得分接近,其差异低于3分,而且又明显高于其他两种类型4分以上,则可定为这两种气质的混合型。

(3)3 种气质得分均高于第 4 种,而且接近,则为 3 种气质的混合型。

【小结】
1. 讨论　气质特征的意义及怎样促进个体人格的完善。
2. 布置作业　确定和分析自己的气质类型。

实验二　SCL-90、SDS、SAS 量表测验

【实验目的】
1. 通过角色扮演,熟悉 SCL-90 临床量表的测验内容,掌握量表的测量、统计方法,学会分析项目的数值与临床意义。
2. 通过对 SAS、SDS 临床量表的实验练习,熟悉测验内容,掌握量表的测量、统计方法和结果的判断。

【实验准备】
1. 材料　症状自评量表(SCL-90)、抑郁自评量表(SDS)、焦虑自评量表(SAS)(附录 C、附录 D、附录 E)或心理测验软件。
2. 护生　按护士标准着装,保持平和心态。
3. 场所　可以选择心理实验室或者教室进行,要求环境安静。

【实验内容与方法】
1. SCL-90 临床量表测验　2~3 人一组,通过护患角色扮演,分别阅题、答卷、计分、结果分析与评价。

(1)适用对象:该量表适用于精神科或非精神科的成年患者,也应用于神经症及综合性医院中有躯体疾病患者的心理健康调查,是一种自评量表。

(2)评定方法:每个项目均采用 5 级评分制。没有(自觉无该项症状),记 1 分;轻度(自觉有该项症状,但发生得并不频繁、严重),记 2 分;中度(自觉有该项症状,对被试者有一定影响),记 3 分;偏重(自觉有该项症状,对被试者有相当程度的影响),记 4 分;严重(自觉有该项症状,频度和强度都十分严重),记 5 分。

(3)评定注意事项:在评定开始前,由工作人员把评分方法和要求向被试者讲清楚,让他作出独立的、不受任何人影响的自我评定。评定结束时,工作人员应仔细检查自评表,凡有漏评或重复评定的均应提请自评者再考虑评定。

(4)统计指标:SCL-90 的统计指标主要是总分与因子分。

总分:①总分。90 个单项分相加之和。②总均分。总分/90,表示从总体情况看被试者的自我感觉介于 1~5 级间的哪一个范围内。③阳性项目数。单项分≥2 的项目数。表示患者在多少项目中呈现"有症状"。④阴性项目数。单项分=1 的项目数。表示患者"无症状"的项目有多少。⑤阳性症状均分。(总分-阴性项目数)/阳性项目数。表示每个"有症状"项目的平均得分。反映该患者自我感觉不佳的项目,其严重程度究竟介于哪个范围。

因子分:SCL-90 共包括 10 个因子,每一个因子反映出患者某一方面的情况,通过该分可以了解患者症状分布特点,其计算公式如下。

因子分=组成某一因子各项目数总分/组成某一因子的项目数

(5)结果分析:按全国常模结果,总分>160 分(或 70 分)或任一因子分>2 分,可考虑筛选

阳性,筛选阳性只能说明可能有心理问题,但不说明一定患有精神障碍。

2. SDS、SAS量表测验　各自阅题、答卷、计分、结果分析与评价。对比问卷测量结果与自我体验的一致性、差异性,探究其原因。

(1)适用对象:抑郁自评量表主要适用于具有抑郁症状的成年人,其特点是使用简便,能直观地反映抑郁患者的主观感受;焦虑自评量表用于评定焦虑患者的主观感受。

(2)评分标准:采用4级评分,主要评定症状出现的频度。若为正向评分题,依次评为粗分1、2、3、4;反向评分题(量表中有＊号者),则评为4、3、2、1。"1"表示没有或很少时间有(不超过1d);"2"表示小部分时间有(1~2d);"3"相当多的时间有(3~4d);"4"表示绝大部分或全部时间有(5~7d)。

(3)使用方法:在自评者评定之前,一定要让评定对象把整个量表的填写方法和每个问题的含义都弄明白,然后独立地、不受任何影响地自我评定。一次测验一般在10min内完成。

(4)注意事项:①评定的时间范围是"现在"或"过去1周";②评定结束时,应仔细检查一下自评结果,不要漏评某一项目,也不要在相同的一个项目里打两个钩(重复评定);③要让评定对象理解反向评分的项目。

(5)结果分析:自评结束后把20个项目的得分相加,就得到粗分,用粗分乘以1.25后取整数部分,就得到标准分,评定总分结果正常人为33.46±8.55,标准分为41.88±10.57。SDS与SAS的评估标准可参考下表。

SDS与SAS评估参考标准

SDS 程　度	标准分	SAS 程　度	标准分
正常范围	<50	正常范围	<50
轻度抑郁	50~59	轻度焦虑	50~59
中度抑郁	60~69	中度焦虑	60~69
重度抑郁	>70	重度焦虑	>70

【小结】

1. 小结　带教老师对本次实验进行汇总和小结。
2. 讲评　评价学生参与角色扮演、量表测验及讨论的情况。
3. 布置作业　症状自评量表(SCL-90)、抑郁自评量表(SDS)、焦虑自评量表(SAS)分析报告。

实验三　"放松疗法"练习

【实验目的】

1. 通过实践练习,熟练掌握渐进性肌肉放松训练方法。
2. 体验放松的感觉以达到缓解负性情绪、保持心情平静的目的。

【实验准备】

1. 材料　可选择班得瑞《迷雾森林》专辑中的乐曲作为放松疗法的背景音乐。
2. 护生　按护士标准着装,保持平和心态。

3. 场所　可以选择心理实验室或者教室进行,要求环境安静、整洁、光线柔和,坐位或卧位舒适。

【实验内容与方法】　教师向学生介绍放松目的、意义以及肌肉放松后的体验。以小组或班级为单位进行"放松疗法"练习。教师指导语清晰、低沉、轻柔和愉快。

1. 开始语　"我现在来教大家怎样使自己放松,为了做到这一点,我将让你先紧张,然后放松全身的肌肉。从手部开始,依次对各组肌群进行先紧张后放松的练习,最后达到全身放松的目的。"

2. 放松过程指导中

(1) "深吸一口气,保持一会儿(10s)。好,请慢慢地把气呼出来(5s)。现在我们再做一次,请你深深吸进一口气,保持一会儿(10s)。好,请缓慢把气呼出来。"

(2) "现在,请伸出你的双臂,握紧拳头,用力握紧,体验你手上紧张的感觉(10s)。好,请放松,尽力放松双手,体验放松后的感觉。你可能感到沉重、轻松、温暖,这些都是放松的感觉,请你体验这种感觉(30s)。我们现在再做一次。"

(3) "现在弯曲你的双臂,用力绷紧双臂的肌肉,保持一会儿(10s),体验双臂肌肉紧张的感觉。好,现在放松,彻底放松你的双臂,体验放松后的感觉(30s)。我们现在再做一次。"

(4) "现在,开始练习如何放松双脚。好,收紧双脚,脚趾用力绷紧,再绷紧,保持一会儿(10s)。好,放松,彻底放松你的双脚。我们现在再做一次。"

(5) "现在开始放松小腿肌肉。请将脚尖用劲向上翘,脚跟向下向后紧压,绷紧小腿部肌肉,保持一会儿(10s)。好,放松,彻底放松(30s)。我们现在再做一次。"

(6) "现在开始放松大腿部肌肉。请伸直双腿,用脚跟向前向下紧压,绷紧大腿肌肉,保持一会儿(10s)。好,放松,彻底放松(30s)。我们现在再做一次。"

(7) "现在开始注意头部肌肉。请皱紧额部的肌肉,皱紧,保持一会儿(5s)。好,放松,彻底放松(10s)。现在,请紧闭双眼,用力紧闭,保持一会儿(10s)。好,放松,彻底放松(10s)。现在转动你的眼睛,从上到左,到下,到右,加快速度;好,现在向相反方向转动你的眼睛,加快速度;好,停下来,放松,彻底放松(10s)。现在咬紧你的牙齿,用力咬紧,保持一会儿(10s)。好,放松,彻底放松(10s)。现在,用舌头使劲顶住上腭,保持一会儿(10s)。好,放松,彻底放松(10s)。现在,请用力将头向后压,用力,保持一会儿(10s)。好,放松,彻底放松(10s)。现在,收紧你的下巴,用劲向内收紧,保持一会儿(10s)。好,放松,彻底放松(10s)。我们现在再做一次。"

(8) "现在,请注意躯干部肌肉(5s)。好,请往后伸展你的双肩,用力往后,保持一会儿(10s)。好,放松,彻底放松(30s)。我们现在再做一次。"

(9) "现在向上提起你的双肩,尽可能使双肩接近你的耳垂,用力上提,保持一会儿(10s)。好,放松,彻底放松(30s)。我们现在再做一次。"

(10) "现在向内收紧你的双肩,用力内收,保持一会儿(10s)。好,放松,彻底放松(30s)。我们现在再做一次。"

(11) "现在请向上抬起你的双腿(先左后右或者先右后左均可),用力上抬,弯曲你的腰,用力弯曲,保持一会儿(10s)。好,放松,彻底放松(30s)。我们现在再做一次。"

(12) "现在,请收紧臀部的肌肉,会阴部用力上提,用力,保持一会儿(10s)。好,放松,彻底放松(30s)。我们现在再做一次。"

3. 结束语 "现在,请感受你身上的肌群,从下向上,全身每一组肌肉都处于放松状态(停10s)。请进一步体验放松后的感觉,此时你有一种温暖、愉快、舒适的感觉,并将这种感觉尽量保持1~2min。"

【小结】
1. 讲评 对放松训练过程进行效果讲评。
2. 布置作业 自我或与家人、同学、朋友进行放松训练。

实验四 心理护理诊断训练

【实验目的】
1. 通过临床见习或角色扮演,学会对躯体障碍和心身障碍患者做出正确的心理护理诊断。
2. 在实验中学习认真负责的态度,培养同情和关爱患者的基本素质。

【实验准备】
1. 综合医院门诊或病区见习
(1)联系好当地医院,向患者及家属说明进行护理实验的目的,取得配合。
(2)按护士标准着装,态度认真、语言亲切,与患者进行有效的沟通,了解患者的主观资料和客观资料,做好记录。
2. 心理实验室实验
(1)选择躯体障碍患者和心身障碍患者讨论病例。
(2)根据病例通过角色扮演进行实验。

【实验内容与方法】
1. 临床见习
(1)带教老师集中讲解心理护理诊断的基本程序及心理护理诊断的正确陈述。
(2)每8~10名学生为1个小组,每组对1名患者进行心理护理评估,初步做出心理护理诊断,做好记录。
(3)各组汇报心理护理诊断结果,组织学生讨论和评价。
2. 实验室实验
(1)根据下列病例,分组进行角色扮演。

病例一 患者,男,28岁。在一家外企人力资源部工作,他凭着自身能力和出色表现进入了管理高层。虽在外企工作收入高,生活得十分滋润,但压力也很大。最近几年,他从未准时下班,有时晚上还要加班,眼见同事之间的竞争让人不进则退,争强好胜的张先生便不惜以消耗健康为代价与别人一争高低。他因感觉胸闷、心前区隐隐作痛,到医院检查。原来是他工作、生活压力过大,性格又比较急躁,患上了冠心病。张先生住院期间情绪低落、悲观,精神颓废。

病例二 患者,男,59岁,已婚,育有1男1女。原为北京某著名广告公司主管。胃痛3个月,渐加重,经医院检查,被确诊为"胃癌"入院。既往有喝酒习惯,偶尔吸烟。工作积极,脾气急躁,人际关系良好,处事有主见。住院期间,患者常主诉疼痛难忍,情绪低落,不思饮食,非常绝望,吸烟次数明显增加,有时无故大发脾气,事后懊悔。儿女因工作忙,只能在空余时间来医院探视。患者的妻子每日守候在患者身旁,当患者睡着时常伤心落泪并向护士诉说其心理压力很大,非常害怕患者突然死亡。

(2)以小组为单位讨论病例患者的典型心理症状及心理护理诊断。组长负责安排专人记录,并选一名同学代表发言,汇报本组讨论情况。

【小结】

1. 小结　带教老师对本次实验课进行汇总和小结。
2. 讲评　评价学生医院见习情况,评价学生参与角色扮演及病例讨论的情况。
3. 布置作业　为你组患者(病例)给出相应的心理护理诊断。

实验五　精神障碍案例分析

【实验目的】

1. 通过临床见习或病例讨论,掌握常见精神障碍症状的评估重点。
2. 在实践中学习认真负责的态度,培养同情和关爱患者的基本素质。

【实验准备】

1. 精神病专科医院或综合医院精神科病区见习

(1)向患者及家属说明进行护理实验的目的,取得配合。

(2)按护士标准着装,态度认真、语言亲切,与患者进行有效的沟通,了解患者的主观资料和客观资料,做好记录。

2. 心理实验室实验

(1)病例:选择2份精神障碍患者的讨论病例。

(2)根据病例通过角色扮演进行实验。

【实验内容与方法】

1. 临床见习

(1)带教老师集中讲解常见精神障碍症状的评估重点。

(2)每8~10名学生为1个小组,每组对1名患者进行精神障碍症状评估,并做好记录。

(3)组织学生讨论精神障碍症状评估,提出初步诊断。

2. 实验室实验

(1)根据下例病例,分组进行角色扮演。

病例一　患者,男,29岁。6个月来断言姑母要害他而入院。坚信姑母要将表妹强行嫁给他。患者为此十分气愤,认为近亲结婚是绝对不会答应的。问他这种想法的根据时,患者说1d他去姑母家,表妹拿了一碟玫瑰酥与核桃酥请他吃。他认为玫瑰是爱情的表示,核桃是合起来志同道合的意思,因而他断定表妹看中了他。并说以后姑母又串通其他人采取了一系列的行动,逼他就范。

病例二　患者,女,33岁,其母亲有躁狂症。2年前有过失眠、抑郁、浑身无力,甚至悲观消极数月。近2周言语增多。自称:"我现在讲话像黄河之水,汹涌澎湃,一泻千里""讲话讲得快,心理充满乐观""我现在记忆力特别好,比以前聪明"。医师问她几岁,答道:"33,三月初三生,三月桃花开,开花结果给猴吃,我正好是属猴的"。睡眠量减少,认为一天2~3h睡眠已足够,在病房爱管闲事,唱歌跳舞,稍不如意,则大发脾气。

（2）以小组为单位讨论病例患者的典型精神症状。组长负责安排专人记录，并选一名同学代表发言，汇报本组讨论情况。

【小结】
1. 小结　带教老师对本次实验课进行汇总和小结。
2. 讲评　评价学生医院见习情况，评价学生参与角色扮演及病例讨论的情况。
3. 布置作业　写出你组患者（病例）的典型精神症状。

实验六　制定危机干预的护理程序

【实验目的】
1. 通过临床见习或角色扮演，学会危机干预的护理程序的制定。
2. 学习认真负责的态度，培养同情和关爱患者的基本素质。

【实验准备】
1. 精神病专科医院或综合医院精神科病区临床见习
（1）向患者及家属说明进行护理实验的目的，取得配合。
（2）按护士标准着装，态度认真、语言亲切，与患者进行有效的沟通，了解患者的主观资料和客观资料，做好记录。
2. 心理实验室实验
（1）选择精神障碍患者的讨论病例。
（2）根据病例通过角色扮演进行实验。

【实验内容与方法】
1. 临床见习
（1）带教老师讲解危机干预的护理程序操作步骤。
（2）每8~10名学生为1个小组，每组对1名患者进行护理评估、诊断，并做好记录。
（3）组织学生讨论制定危机干预的护理程序。
2. 实验室实验
（1）根据下例病例，分组进行角色扮演。

病例一　患者，女性，29岁。1个月前与丈夫发生争执，随后出现情绪低落，烦躁不安，入睡困难，对以前爱好的打牌、上网等也失去了兴趣。近1周情绪低落加剧，经常端坐不语，不愿与周围的人交往，个人生活也疏于料理，食欲缺乏，常失眠。1日前忽然写下一封遗书，并离家出走，被家人及时找回送入院，诊断为"抑郁发作"。入院后精神检查发现：患者神志恍惚，反应迟钝，声音低沉，语速缓慢，表情呆滞。问其为何离家出走，患者回答："活着太没意思。"

病例二　患者，男，23岁，大学四年级学生。无明显诱因于3个月前出现精神异常，怀疑别人在他的食物、喝的水中下了毒药，不敢进食。觉得自己在输入电脑信息或发邮件的同时被别人知道了内容，不敢用电脑、手机。认为有人跟踪监视，不敢去上课，近1个半月来与同学断绝来往，不外出活动。晚上不能入睡，常在房间里踱来踱去，时有自语自笑，偶有冲动伤人行为。1周前由学校老师及同学陪同来急诊，以"精神分裂症"收入院。精神状况检查：存在明显的妄想，易激惹，无自知力，有攻击病友行为。强烈要求出院，拒绝治疗和管理。

（2）以小组为单位对病例患者进行护理评估和诊断，并讨论制定危机干预的护理程序。

组长负责安排专人记录,并选一名同学代表发言,汇报本组讨论情况。
【小结】
1. 小结　带教老师对本次实验课进行汇总和小结。
2. 讲评　评价学生医院见习情况,评价学生参与角色扮演及病例讨论的情况。
3. 布置作业　列出患者或病例的生存环境和存在问题。为患者或病例制定危机干预的护理程序。

实验七　护理评估练习

【实验目的】
1. 通过临床见习或角色扮演,熟练掌握护理评估的方法。
2. 在实验中学习认真负责的态度,培养同情和关爱患者的基本素质。
【实验准备】
1. 精神病专科医院或相关戒毒机构见习
(1)联系好当地医院,向患者及家属说明进行护理实验的目的,取得配合。
(2)按护士标准着装,态度认真、语言亲切,与患者进行有效的沟通,了解患者的主观资料和客观资料,做好记录。
2. 心理实验室实验
(1)选择精神障碍患者的讨论病例。
(2)根据病例通过角色扮演进行实验。
【实验内容与方法】
1. 临床见习
(1)带教老师讲解护理评估的操作步骤。
(2)每8~10名学生为1个小组,每组对1名患者进行护理评估,并做好记录。
(3)组织学生讨论护理评估并拟定护理程序。
2. 实验室实验
(1)根据下例病例,分组进行角色扮演。

病例一　患者,男,28岁。离婚,推销员。因受好奇心驱使及朋友唆使于2001年5月开始吸食海洛因,后改为烫吸。患者吸食后感觉全身舒服,精神振奋,大脑反应灵敏,有一种常人难以体验到的愉快感。不吸则心烦、失眠、流涕、头昏、脑涨、腹痛、恶心、呕吐、坐卧不宁,并出现情绪低落及自杀念头等。于2004年9月开始静脉注射海洛因。患者知道吸毒有害,但难以控制,于2005年6月入院接受脱毒治疗。入院时,呈恶病质状,意识清,定向力可,未引出幻觉、妄想。情绪低落,易激惹。对海洛因仍有强烈欲望。

病例二　患者,男,29岁。曾因做生意欠人家的钱,自觉压力很大,情绪不佳。1年前一次偶然的机会,在舞厅有个朋友给他一些摇头丸,服用后自觉非常过瘾,兴奋,跳舞精神十足,很快进入令人欣快、高度兴奋的极乐世界。随后,经常沉溺于DISCO舞厅,在摇头丸+啤酒+劲舞的作用下很快得到很"high"的感觉(一种超乎寻常的体验)。6个月后,患者日渐消瘦,心情很差,孤独、懒散,不愿与人交流。1个月前,患者病情加重,精神恍惚,头痛,感觉头皮下有小虫在爬,非常害怕,自己用牙签刺破头皮,觉得自己不久将死去。

（2）以小组为单位对病例患者进行护理评估和诊断、讨论护理措施，制定护理程序。组长负责安排专人记录，并选一名同学代表发言，汇报本组讨论情况。

【小结】
1. 小结　带教老师对本次实验课进行汇总和小结。
2. 讲评　评价学生医院见习情况，评价学生参与角色扮演及病例讨论的情况。
3. 布置作业　对患者或病例作出护理评估并拟定护理程序。

实验八　护理诊断练习

【实验目的】
1. 通过临床见习或角色扮演，熟练掌握精神分裂症患者的护理诊断。
2. 学习认真负责的态度，培养同情和关爱患者的基本素质。

【实验准备】
1. 精神病专科医院或综合医院精神科病区临床见习
（1）向患者及家属说明进行护理实验的目的，取得配合。
（2）按护士标准着装，态度认真、语言亲切，与患者进行有效的沟通，了解患者的主观资料和客观资料，做好记录。
2. 心理实验室实验
（1）选择精神分裂症患者的讨论病例。
（2）根据病例通过角色扮演进行实验。

【实验内容与方法】
1. 临床见习
（1）带教老师讲解精神分裂症患者的常见护理诊断。
（2）每8~10名学生为1个小组，每组对1名患者进行护理评估、观察并识别异常精神活动的典型症状，并做好记录。
（3）组织学生讨论异常资料，提出护理诊断并给出诊断依据。
2. 实验室实验
（1）根据下列病例，分组进行角色扮演。

病例一　患者，男，27岁，未婚。入院前在当地图书馆工作，平时做事认真，循规蹈矩，每天按时上下班，很少与人交往，平时在单位和家中很少有笑容。6个月前因为失恋，精神开始萎靡不振，表情呆滞，常通宵不能入睡。入院前2个月，患者觉得街坊邻居常议论自己，内容涉及自己的隐私，跟人家说"我想的事他们都知道了"，并怀疑有人安放录音、窃听器，认为"自己"被另一个人操控和操纵，入院检查时患者意识清楚，不合作，独来独往，不自主找人说话，情绪不稳定，否认自己有病。有时自言自语，有时侧耳倾听，有时临窗大骂，别人问他骂什么，他回答：有人让他到公安机关认罪。

病例二　患者，女，21岁，大学生。患者于发病前10d准备考试，感觉疲劳，出现失眠，不愿说话，家人及同学与之说话则置若罔闻，尔后出现话多、兴奋躁动，彻夜不眠，一会说自己是红蜘蛛，一会说自己是大笨猪，说话尖声怪气，不时扮鬼脸。患者有时无目的往外跑，随地捡脏东西吃，别人劝阻则动手打人。该患者由家人"诱骗"来精神科门诊诊治。入院查体：患者神志清楚,衣服反穿,不修边幅,情感喜怒无常,哈哈大笑地说"我父亲病重了"。患者不时吮吸手指,见到人傻笑,有时席地而坐,对着天空指指点点,口中念念有词,赤着双足在病室内不停地走动。患者拒绝治疗,对医护人员的吩咐不予理会,一再否认自己有病。

（2）以小组为单位讨论异常资料,对病例患者提出护理诊断,并给出诊断依据。组长负责安排专人记录,并选一名同学代表发言,汇报本组讨论情况。

【小结】
1. 小结 带教老师对本次实验课进行汇总和小结。
2. 讲评 评价学生医院见习情况,评价学生参与角色扮演及病例讨论的情况。
3. 布置作业 写出你组患者(病例)的典型精神症状和相应的护理诊断。

实验九 制定护理程序

【实验目的】
1. 通过临床见习或角色扮演,熟练掌握护理程序的制定。
2. 学习认真负责的态度,培养同情和关爱患者的基本素质。

【实验准备】
1. 精神病专科医院或综合医院精神科病区临床见习
（1）向患者及家属说明进行护理实验的目的,取得配合。
（2）按护士标准着装,态度认真、语言亲切,与患者进行有效的沟通,了解患者的主观资料和客观资料,做好记录。
2. 心理实验室实验
（1）选择心境障碍患者的讨论病例。
（2）根据病例通过角色扮演进行实验。

【实验内容与方法】
1. 临床见习
（1）带教老师讲解护理程序的操作步骤。
（2）每8~10名学生为1个小组,每组对1名患者进行护理评估、诊断,制定护理目标,并做好记录。
（3）组织学生讨论护理措施,制定护理程序。
2. 实验室实验
（1）根据下列病例,分组进行角色扮演。

病例一 患者,女,19岁。因2周来异常兴奋,挥霍乱花钱而就诊住院。患者近2周来,情绪异常愉悦,整天兴高采烈,忙东忙西的,自我感觉良好,喜欢逛街购物,乱花钱,买些不实用的东西,打扮花哨一改以往。话多,滔滔不绝。精力旺盛,晚上忙忙碌碌到后半夜。进入病房后丝毫不当成是住院,说是来疗养的。蹦蹦跳跳地跑来跑去,很热情地与医师、护士打招呼。说话幽默,不时引起其他围观病友哈哈大笑。

病例二 患者,女,30岁。话少流泪,整天唉声叹气3个月。患者木讷,说话减少,活动减少,不愿出门,在家唉声叹气,独自流泪,家人问及时偶尔低声回答,说脑子没用了,想事情想不出来了,病治不好了,自己做错事,有罪,应该死。以前喜欢看的电视连续剧也不感兴趣了。称胃口差，每天只吃一顿，体重明显下降，睡眠减少，就诊时，愁眉不展，声音低缓。谈到病情时，流着泪说："我该死，我不应该拿国家的钱，我应该死。"

（2）以小组为单位对病例患者进行护理评估、诊断，确定护理目标，讨论护理措施，制定护理程序。组长负责安排专人记录，并选一名同学代表发言，汇报本组讨论情况。

【小结】
1. 小结　带教老师对本次实验课进行汇总和小结。
2. 讲评　评价学生医院见习情况，评价学生参与角色扮演及病例讨论的情况。
3. 布置作业　为患者或病例制定护理程序。

实验十　制定家庭护理计划

【实验目的】
1. 通过临床见习或角色扮演，学会制定家庭护理计划。
2. 学习认真负责的态度，培养同情和关爱患者的基本素质。

【实验准备】
1. 相关医院、社区、家庭见习
（1）向患者及家属说明进行护理实验的目的，取得配合。
（2）按护士标准着装，态度认真、语言亲切，与患者进行有效的沟通，了解患者的主观资料和客观资料，做好记录。
2. 心理实验室实验
（1）选择2份精神障碍患者的讨论病例。
（2）根据病例通过角色扮演进行实验。

【实验内容与方法】
1. 相关医院、社区、家庭见习
（1）带教老师集中分析讲解精神障碍患者的家庭护理措施。
（2）每8~10名学生为1个小组，每组对1名患者进行身心状况的评估，根据评估资料做出护理诊断，做好记录。
（3）组织学生讨论制定家庭护理计划。
2. 实验室实验
（1）根据下列病例，分组进行角色扮演。

病例一　患者，男，58岁。主诉因怀疑他人加害自己6年余，加重1周入院。6年余前患者述所在单位有人在背地害自己，并多次请单位领导主持公道。之后患者不断述说有更多的人来害自己，并且能听到那些人在商量加害自己的手段，要上访告状。为防不测，拒绝上班，躲在家里，与世隔绝。曾多次于当地精神病院诊治，给予抗精神病药物对症治疗，症状时有波动。1周前，以上症状加重，诉说有不曾相识的罪犯，在很远的地方，用遥控器控制我。恐惧时会舞动拖把，同时怒斥我不怕你们，你们不要在背地里，你们站出来。

病例二　患者，女，26岁。认为自己聪明、漂亮，出身于名门，有非凡的才能，将做出一番惊天动地的业绩，还认为自己是"世界上最漂亮的女人""美丽的公主"，将会有"白马王子"向她求婚。为此，患者整天沉迷于虚幻的幸福之中，时而"咯咯"地痴笑。在单位里常常主动追逐异性,行为、谈吐不雅,一次居然当众脱衣解裤,赤身裸体。后被送至医院救治。

（2）以小组为单位对病例患者进行身心状况的评估,根据评估资料做出护理诊断,组织学生讨论制定家庭护理计划。组长负责安排专人记录,并选一名同学代表发言,汇报本组讨论情况。

【小结】

1. 小结　带教老师对本次实践课进行汇总和小结。
2. 讲评　评价学生见习情况,评价学生参与角色扮演及病例讨论的情况。
3. 布置作业　为患者或者病例制定一份家庭护理计划。

附录 A 气质问卷调查表

1. 做事力求稳妥,不做无把握的事
2. 遇到可气的事就怒不可遏,想把心里话全说出来才痛快
3. 宁肯一个人干事,不愿很多人在一起
4. 到一个新环境很快就能适应
5. 厌恶那些强烈的刺激,如尖叫、噪声、危险镜头等
6. 和人争吵时,总是先发制人,喜欢挑衅
7. 喜欢安静的环境
8. 善于和人交往
9. 羡慕那种善于克制自己感情的人
10. 生活有规律,很少违反作息制度
11. 在多数情况下情绪是乐观的
12. 碰到陌生人觉得很拘束
13. 遇到令人气愤的事,能很好地自我克制
14. 做事总是有旺盛的精力
15. 遇到问题常常举棋不定,优柔寡断
16. 在人群中从不觉得过分拘束
17. 情绪高昂时,觉得干什么都有趣;情绪低落时,又觉得什么都没有意思
18. 当注意力集中于一事物时,别的事很难使我分心
19. 理解问题总比别人快
20. 碰到危险情景时,常有一种极度恐惧感
21. 对学习、工作、事业怀有很高的热情
22. 能够长时间做枯燥、单调的工作
23. 符合兴趣的事情,干起来劲头十足,否则就不想干
24. 一点小事就能引起情绪波动
25. 讨厌做那种需要耐心、细致的工作
26. 与人交往不卑不亢
27. 喜欢参加热烈的活动
28. 爱看感情细腻、描写人物内心活动的文学作品
29. 工作学习时间长了,常感到厌倦
30. 不喜欢长时间谈论一个问题,愿意实际动手干
31. 宁愿侃侃而谈,不愿窃窃私语
32. 别人说我总是闷闷不乐
33. 理解问题总比别人慢些
34. 疲倦时只要短暂的休息就能精神抖擞,重新投入工作

35. 心里有话宁愿自己想,不愿说出来
36. 认准一个目标就希望尽快实现,不达目的誓不罢休
37. 学习、工作同样长的时间后,常比别人更疲倦
38. 做事有些莽撞,常常不考虑后果
39. 老师讲授新知识时,总希望他讲慢些,多重复几遍
40. 能够很快地忘记那些不愉快的事情
41. 做作业或完成一件工作总比别人花的时间多
42. 喜欢运动量大的剧烈的体育活动,或参加各种文艺活动
43. 不能很快地把注意力从一件事转移到另一件事上去
44. 接受一个任务后,就希望把它迅速解决
45. 认为墨守成规比冒风险要强一些
46. 能够同时注意几件事物
47. 当我烦闷的时候,别人很难使我高兴起来
48. 爱看情节跌宕、激动人心的小说
49. 对工作抱以认真严谨、始终如一的态度
50. 和周围人们的关系总是相处不好
51. 喜欢复习学过的知识,重复做已经掌握的工作
52. 希望做变化大的、花样多的工作
53. 小的时候会背的诗歌,我似乎比别人记得清楚
54. 别人说我"出语伤人",可我并不觉得这样
55. 在体育活动中,常因反应慢而落后
56. 反应敏捷,头脑机智
57. 喜欢有条理而不甚麻烦的工作
58. 兴奋的事常使我失眠
59. 老师讲新概念,常常听不懂,但弄懂以后就很难忘记
60. 假如工作枯燥无味,马上就会情绪低落

附录 B 艾森克人格问卷(EPQ)

1. 你是否有广泛的爱好?
2. 在做任何事情之前你是否要考虑一番?
3. 你的情绪时常波动吗?
4. 当别人做了好事而周围的人却认为是你做的时候,你是否感到洋洋得意?
5. 你是一个健谈的人吗?
6. 你曾经无缘无故地觉得自己"可怜"吗?
7. 你曾经有过贪心使自己多得分外的物质利益吗?
8. 晚上你是否小心地把门锁好?
9. 你认为自己活泼吗?
10. 当你看到小孩(或动物)受折磨时是否感到难受?
11. 你是否时常担心你会说出(或做出)不应该说(或做)的事情?
12. 若你说过要做某件事,是否不管遇到什么困难都要把事情做成?
13. 在愉快的聚会中,你通常是否尽情享受?
14. 你是一位易激怒的人吗?
15. 你是否有过自己做错的事反倒责备别人的时候?
16. 你喜欢会见陌生人吗?
17. 你是否相信参加储蓄是一种好办法?
18. 你的感情是否容易受到伤害?
19. 你想服用有奇特效果或是有危险性的药物吗?
20. 你是否时常感到"极其厌烦"?
21. 你曾多占多得别人的东西(甚至是一针一线)吗?
22. 如果条件允许,你喜欢经常外出(旅行)吗?
23. 对你所喜欢的人,你是否为取乐开过过头的玩笑?
24. 你是否常因"自罪感"而烦恼?
25. 你是否有时候谈论一些你毫无所知的事情?
26. 你是否宁愿看些书而不想去会见别人?
27. 有坏人想要害你吗?
28. 你认为自己"神经过敏"吗?
29. 你的朋友多吗?
30. 你是个忧虑重重的人吗?
31. 你在儿童时代是否立即听大人的吩咐而毫无怨言?
32. 你是一个无忧无虑、逍遥自在的人吗?
33. 有礼貌、爱整洁对你很重要吗?
34. 你是否担心将会发生可怕的事情?

35. 在结识新朋友时你通常是主动的吗?
36. 你觉得自己是个非常敏感的人吗?
37. 和别人在一起的时候,你是否不常说话?
38. 你是否认为结婚是个框框,应该废除?
39. 你有时有点自吹自擂吗?
40. 在一个沉闷的场合,你能给大家添点生气吗?
41. 慢腾腾开车的司机是否使你讨厌?
42. 你担心自己的健康吗?
43. 你是否喜欢说笑话和谈论有趣的事?
44. 你是否觉得大多数事情对你都是无所谓的?
45. 你小时候曾经有过对待父母鲁莽无礼的行为吗?
46. 你喜欢和别人打成一片、整天相处在一起吗?
47. 你失眠吗?
48. 你饭前必定先洗手吗?
49. 当别人问你话时,你是否对答如流?
50. 你是否宁愿有富裕时间喜欢早点动身去赴约会?
51. 你经常无缘无故感到疲倦和无精打采吗?
52. 在游戏或打牌时你曾经作弊吗?
53. 你喜欢紧张的工作吗?
54. 你时常觉得自己的生活很单调吗?
55. 你曾经为了自己而利用过别人吗?
56. 你是否参加的活动太多,已超过自己可能分配的时间?
57. 是否有那么几个人时常躲着你?
58. 你是否认为人们为保障自己的将来而精打细算、勤俭节约所费的时间太多了?
59. 你是否曾经想过去死?
60. 若你确定知道不会被发现时,你会少付人家钱吗?
61. 你能使一个联欢会开得成功吗?
62. 你是否尽力使自己不粗鲁?
63. 一件使你为难的事情过去之后,是否使你烦恼好久?
64. 你曾否坚持要照你的想法办事?
65. 当你乘火车时,你是否最后 1min 到达?
66. 你是否"神经质"?
67. 你常感到寂寞吗?
68. 你的言行总是一致的吗?
69. 你有时喜欢玩弄动物吗?
70. 有人对你或你的工作吹毛求疵时,是否容易伤害你的积极性?
71. 你去赴约会或上班时曾否迟到?
72. 你是否喜欢在你的周围有许多热闹和高兴的事?
73. 你愿意让别人怕你吗?

74. 你是否有时兴致勃勃,有时却很懒散不想动弹?
75. 你有时会把今天应做的事拖到明天吗?
76. 别人是否认为你是生气勃勃的?
77. 别人是否对你说过许多谎话?
78. 你是否对有些事情容易性急生气?
79. 若你犯有错误,是否都愿意承认?
80. 你是一个整洁、严谨、有条不紊的人吗?
81. 在公园或马路上,你是否总是把果皮或废纸扔到垃圾箱里?
82. 遇到为难的事情,你是否拿不定主意?
83. 你是否有过随口骂人的时候?
84. 你乘车或坐飞机外出时,是否担心会碰撞或出意外?
85. 你是一个爱交往的人吗?

附录 C　90 项症状自评量表（SCL-90）

1. 头痛
2. 神经过敏，心中不踏实
3. 头脑中有不必要的思想或字句盘旋
4. 头昏或昏倒
5. 对异性的兴趣减退
6. 对旁人责备求全
7. 感到别人能控制你的思想
8. 责怪别人制造麻烦
9. 忘性大
10. 担心自己的衣饰整齐及仪态的端正
11. 容易烦恼和激动
12. 胸痛
13. 害怕空旷的场所或街道
14. 感到自己的精力下降，活动减慢
15. 想结束自己的生命
16. 听到旁人听不到的声音
17. 发抖
18. 感到大多数人都不可信任
19. 胃口不好
20. 容易哭泣
21. 同异性相处时感到害羞、不自在
22. 感到受骗、中了圈套或有人想抓住你
23. 无缘无故地突然感到害怕
24. 自己不能控制地大发脾气
25. 怕单独出门
26. 经常责怪自己
27. 腰痛
28. 感到难以完成任务
29. 感到孤独
30. 感到苦闷
31. 过分担忧
32. 对事物不感兴趣
33. 感到害怕
34. 你的感情容易受到伤害

35. 旁人能知道你的私下想法
36. 感到别人不理解你,不同情你
37. 感到人们对你不友好,不喜欢你
38. 做事必须做得很慢以保证做得正确
39. 心跳得很厉害
40. 恶心和胃部不舒服
41. 感到比不上他人
42. 肌肉酸痛
43. 感到有人在监视你,谈论你
44. 难以入睡
45. 做事必须反复检查
46. 难以做出决定
47. 怕乘电车、公共汽车、地铁或火车
48. 呼吸有困难
49. 一阵阵发冷或发热
50. 因为感到害怕而避开某些东西、场合或活动
51. 脑子变空了
52. 身体发麻或刺痛
53. 喉咙有梗塞感
54. 感到前途没有希望
55. 不能集中注意
56. 感到身体的某一部分软弱无力
57. 感到紧张或容易紧张
58. 感到手或脚发重
59. 想到死亡的事
60. 吃得太多
61. 当别人看着你或谈论你时感到不自在
62. 有一些不属于你自己的思想
63. 有想打人或伤害他人的冲动
64. 醒得太早
65. 必须反复洗手、点数目或触摸某些东西
66. 睡得不稳不深
67. 有想摔坏或破坏东西的冲动
68. 有一些别人没有的想法或念头
69. 感到对别人神经过敏
70. 在商店或电影院等人多的地方感到不自在
71. 感到任何事情都很困难
72. 一阵阵恐惧或惊恐
73. 感到在公共场合吃东西很不舒服

74. 经常与人争论
75. 单独一人时神经很紧张
76. 别人对你的成绩没有做出恰当的评价
77. 即便和别人在一起也感到孤单
78. 感到坐立不安、心神不定
79. 感到自己没有什么价值
80. 感到熟悉的东西变成陌生或不像是真的
81. 大叫或摔东西
82. 害怕会在公共场所昏倒
83. 感到别人想占你的便宜
84. 为一些有关"性"的想法而很苦恼
85. 你认为应该因为自己的过错而受到惩罚
86. 感到要赶快把事情做完
87. 感到自己的身体有严重问题
88. 从未感到和其他人很亲近
89. 感到自己有罪
90. 感到自己的脑子有毛病

附录 D 抑郁自评量表（SDS）

1. 我觉得闷闷不乐,情绪低沉
2. 我觉得一天之中早晨最好
3. 我一阵阵哭出来或觉得想哭
4. 我晚上睡眠不好
5. 我吃得跟平常一样多
6. 我与异性密切接触时和以往一样感到愉快
7. 我发觉我的体重在下降
8. 我有便秘的苦恼
9. 我心跳比平时快
10. 我无缘无故地感到疲乏
11. 我的头脑跟平常一样清楚
12. 我觉得经常做的事情并没有困难
13. 我觉得不安而平静不下来
14. 我对将来抱有希望
15. 我比平常容易生气激动
16. 我觉得做出决定是容易的
17. 我觉得自己是个有用的人,有人需要我
18. 我的生活过得很有意思
19. 我认为我死了别人会生活得好些
20. 平常感兴趣的事我仍然照样感兴趣

附录 E 焦虑自评量表(SAS)

1. 我感到比往常更加神经过敏和焦虑
2. 我无缘无故感到担心
3. 我容易心烦意乱或感到恐慌
4. 我感到我的身体好像被分成几块,支离破碎
5. 我感到事事很顺利,不会有倒霉的事情发生
6. 我的四肢抖动和震颤
7. 我因头痛、颈痛和背痛而烦恼
8. 我感到无力且容易疲劳
9. 我感到很平静,能安静坐下来
10. 我感到我的心跳较快
11. 我因阵阵的眩晕而不舒服
12. 我有阵阵要昏倒的感觉
13. 我呼吸时进气和出气都不费力
14. 我的手指和脚趾感到麻木和刺痛
15. 我因胃痛和消化不良而苦恼
16. 我必须时常排尿
17. 我的手总是温暖而干燥
18. 我觉得脸发热发红
19. 我容易入睡,晚上休息很好
20. 我做噩梦

附录 F A 型行为类型问卷

1. 我常常力图说服别人同意我的观点
2. 即使没有什么要紧事,我走路也很快
3. 我经常感到应该做的事情很多,有压力
4. 即使决定了的事别人也很容易使我改变主意
5. 我常常因为一些事大发脾气或和人争吵
6. 遇到买东西排长队时,我宁愿不买
7. 有些工作我根本安排不下,只是临时挤时间去做
8. 我上班或赴约会时,从来不迟到
9. 当我正在做事,谁要打扰我,不管有意无意,我都非常恼火
10. 我总看不惯那些慢条斯理、不紧不慢的人
11. 有时我简直忙得透不过气来,因为该做的事情太多了
12. 即使跟别人合作,我也总想单独完成一些更重要的部分
13. 有时我真想骂人
14. 我做事喜欢慢慢来,而且总是思前想后
15. 排队买东西,要是有人加塞,我就忍不住指责他或出来干涉
16. 我觉得自己是一个无忧无虑、逍遥自在的人
17. 有时连我自己都觉得,我所操心的事远远超过我应该操心的范围
18. 无论做什么事,即使比别人差,我也无所谓
19. 我总不能像有些人那样,做事不紧不慢
20. 我从来没想过要按照自己的想法办事
21. 每天的事情都使我的神经高度紧张
22. 在公园里赏花、观鱼等,我总是先看完,等着同来的人
23. 对别人的缺点和毛病,我常常不能宽容
24. 在我所认识的人里,个个我都喜欢
25. 听到别人发表不正确见解,我总想立即纠正他
26. 无论做什么事,我都比别人快一些
27. 当别人对我无礼时,我会立即以牙还牙
28. 我觉得我有能力把一切事情办好
29. 聊天时,我也总是急于说自己的想法,甚至打断别人的话
30. 人们认为我是一个相当安静、沉着的人
31. 我觉得世界上值得我信任的人实在不多
32. 对未来我有许多想法,并总想一下子都能实现
33. 有时我也会说人家的闲话
34. 尽管时间很宽裕,我吃饭也快

35. 听人讲话或报告时我常替讲话人着急,我想还不如我来讲呢
36. 即使有人冤枉了我,我也能忍受
37. 我有时会把今天该做的事拖到明天去做
38. 人们认为我是一个干脆、利落、高效率的人
39. 有人对我或我的工作吹毛求疵时,很容易挫伤我的积极性
40. 我常常感到时间晚了,可一看表还早呢
41. 我觉得我是一个非常敏感的人
42. 我做事总是匆匆忙忙的,力图用最少的时间办尽量多的事情
43. 如果犯有错误,我每次全都愿意承认
44. 坐公共汽车时,我总觉得司机开车太慢
45. 无论做什么事,即使看着别人做不好我也不想拿来替他做
46. 我常常为工作没做完,一天又过去而忧虑
47. 很多事如果由我来负责,情况要比现在好得多
48. 有时我会想到一些坏得说不出口的事
49. 即使受工作能力和水平很差的人所领导,我也无所谓
50. 必须等待什么的时候,我总是心急如焚,像热锅上的蚂蚁
51. 当事情不顺利时我就想放弃,因为我觉得自己能力不够
52. 假如我可以不买票白看电影,而且不会被发现,我可能会这样做
53. 别人托我办的事,只要答应了,我从不拖延
54. 人们认为我做事很有耐性,干什么都不会着急
55. 约会或乘车、船,我从不迟到,如果对方耽误了,我就恼火
56. 我每天看电影,不然心里就不舒服
57. 许多事本来可以大家分担,可我喜欢一人去干
58. 我觉得别人对我的话理解太慢,甚至理解不了我的意思似的
59. 人家说我是个厉害的暴性子的人
60. 我常常比较容易看到别人的缺点而不容易看到别人的优点

附录 G　护士用住院患者观察量表（NOSIE）

1. 肮脏
2. 不耐烦
3. 哭泣
4. 对周围活动感兴趣
5. 不督促就一直坐着
6. 容易生气
7. 听到不存在的声音
8. 衣着保持整洁
9. 对人友好
10. 不如意便心烦
11. 拒绝做日常事务
12. 易激动发牢骚
13. 忘记事情
14. 问而不答
15. 对好笑的事发笑
16. 进食狼藉
17. 与人攀谈
18. 自觉抑郁沮丧
19. 谈论个人爱好
20. 看到不存在的东西
21. 提醒后才做事
22. 不督促便一直睡着
23. 自觉一无是处
24. 不太遵守医院规则
25. 难以完成简单任务
26. 自言自语
27. 行动缓慢
28. 无故发笑
29. 容易冒火
30. 保持自身整洁

附录 H 生活事件量表(LES)

家庭有关问题

1. 恋爱或订婚
2. 恋爱失败、破裂
3. 结婚
4. 自己(爱人)怀孕
5. 自己(爱人)流产
6. 家庭增添新成员
7. 与爱人父母不和
8. 夫妻感情不好
9. 夫妻分居(因不和)
10. 夫妻两地分居(工作需要)
11. 性生活不满意或独身
12. 配偶一方有外遇
13. 夫妻重归于好
14. 超指标生育
15. 本人(爱人)做绝育手术
16. 配偶死亡
17. 离婚
18. 子女升学(就业)失败
19. 子女管教困难
20. 子女长期离家
21. 父母不和
22. 家庭经济困难
23. 欠债 500 元以上
24. 经济情况显著改善
25. 家庭成员重病、重伤
26. 家庭成员死亡
27. 本人重病或重伤
28. 住房紧张

工作与学习中的问题

29. 待业、无业
30. 开始就业
31. 高考失败
32. 扣发奖金或罚款

33. 突出的个人成就
34. 晋升、提级
35. 对现职工作不满意
36. 工作学习中压力大(如成绩不好)
37. 与上级关系紧张
38. 与同事邻居不和
39. 第一次远走异国他乡
40. 生活规律重大变动(饮食、睡眠规律改变)
41. 本人退休、离休或未安排具体工作

社交与其他问题
42. 好友重病或重伤
43. 好友死亡
44. 被人误会、错怪、诬告、议论
45. 介入民事法律纠纷
46. 被拘留、受审
47. 失窃、财产损失
48. 意外惊吓、发生事故、自然灾害

如果你还经历过其他的生活事件,请依次填写
49.
50.

《心理与精神护理》数字化辅助教学资料

一、网络教学资料

1. 网址 www.ecsponline.com/topic.php？topic_id=29
2. 内容

(1)教学大纲及学时安排

(2)教学用PPT课件

二、手机版数字化辅助学习资料

1. 网址(二维码)

2. 内容

(1)知识点/考点标注

(2)练习题:每本教材一套,含问答题、填空题、选择题等多种形式

(3)模拟试卷

三、相关选择题答案

第1章 绪论

1. E 2. E 3. E 4. D 5. D 6. E 7. B

第2章 心理过程与人格

1. E 2. C 3. E 4. D 5. C 6. B 7. A 8. C 9. C 10. A 11. E 12. C 13. A 14. C 15. D 16. B

第3章 心理应激与心理危机

1. E 2. A 3. E 4. E 5. D 6. D 7. B 8. C

第4章 心理评估与心理治疗

1. B 2. A 3. A 4. B 5. E 6. E 7. A 8. C 9. D

第5章 心理护理与心身疾病

1. A 2. E 3. B 4. C 5. E 6. E 7. A 8. C 9. C 10. D 11. D

第6章 神经症与人格障碍患者的心理护理

1. C 2. D 3. C 4. E 5. D 6. D 7. A 8. A 9. C 10. D 11. A 12. D

第7章 精神障碍的常见症状与诊断

1. A 2. B 3. D 4. B 5. B 6. D 7. D 8. A 9. E 10. C 11. C 12. E 13. E 14. C 15. B 16. C

第8章 精神科护理基本技能

1. A 2. C 3. E 4. B 5. D 6. C 7. B 8. A 9. D 10. E 11. D 12. A

第9章 精神障碍的治疗与护理

1. D 2. A 3. E 4. C 5. A 6. D 7. B 8. D 9. C

第 10 章 器质性精神障碍患者的护理
1. A 2. C 3. B 4. E 5. E 6. E

第 11 章 精神活性物质所致精神障碍患者的护理
1. C 2. D 3. C 4. C 5. D 6. B 7. E 8. C 9. E 10. E

第 12 章 精神分裂症患者的护理
1. C 2. D 3. A 4. D 5. B 6. C 7. C 8. D

第 13 章 心境障碍患者的护理
1. C 2. B 3. C 4. B 5. C 6. C 7. E

第 14 章 精神障碍患者的社区与家庭护理
1. D 2. A 3. E 4. C 5. B 6. C 7. A

参考文献

艾芳,张宇.2010.浅谈抑郁症的护理.基层医学论坛,14(18):549-550.
曹枫林,张纪梅.2009.护理心理学.北京:人民卫生出版社.
曹新妹.2007.实用精神科护理.上海:上海科学技术出版社.
陈碧枝,薛娟萍.2000.抑郁发作病人的心理护理.福建医药杂志,22(1):124-125.
陈素坤,周英.2007.临床护理心理学教程.北京:人民军医出版社.
郭念锋.2005.心理咨询师.北京:民族出版社.
胡捍卫.2012.心理与精神护理.北京:人民军医出版社.
姜乾金.2004.医学心理学.4版.北京:人民卫生出版社.
姜乾金.2006.护理心理学.杭州:浙江大学出版社.
李丽华.2008.心理与精神护理.2版.北京:人民卫生出版社.
李凌江.2009.精神科护理学.北京:人民卫生出版社.
李哲宁.2002.精神科护理学.北京:人民卫生出版社.
马凤杰.2008.精神科护理学.2版.北京:人民卫生出版社.
梅映台,杨丽芬,潘君玲,等.2006.抑郁症伴强迫症状的研究与护理对策.中国实用护理杂志,22(9):51-52.
彭聃龄.2005.普通心理学.修订版.北京:北京师范大学出版社.
王金爱.2008.神经精神科护理指导手册.长沙:湖南科学技术出版社.
魏智慧,曾倩,王米渠,等.2007.国内心境障碍研究思路探讨.陕西中医学院学报,30(4):3-5.
闫雪燕.2009.心理学基础.北京:中国科学技术出版社.
赵振环.2008.精神病学.广州:暨南大学出版社.
周郁秋.2006.护理心理学.2版.北京:人民卫生出版社.